CONSIDÉRATIONS

GÉNÉRALES ET PRATIQUES

SUR LE TRAITEMENT DE LA DYSSENTERIE.

CONSIDÉRATIONS

GÉNÉRALES ET PRATIQUES

SUR LE TRAITEMENT DE LA DYSSENTERIE;

SUIVIES

D'UN RÉSUMÉ SUR LA DYSSENTERIE ÉPIDÉMIQUE QUE NOUS AVONS OBSERVÉE A L'HÔPITAL MILITAIRE DE METZ, PENDANT LES MOIS DE JUILLET, AOUT ET SEPTEMBRE 1844.

MÉMOIRE

Présenté à la Société des Sciences médicales de la Moselle,

PAR LE DOCTEUR CAZALAS.

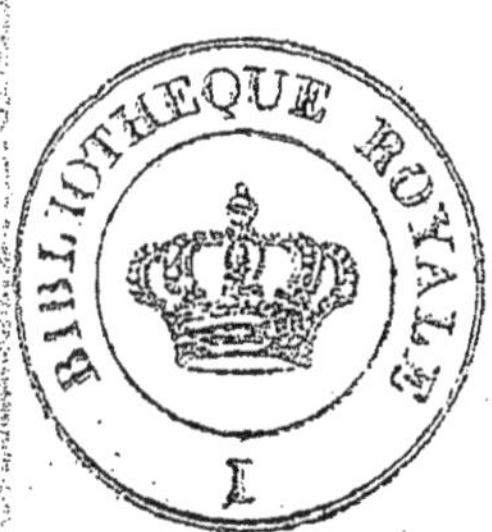

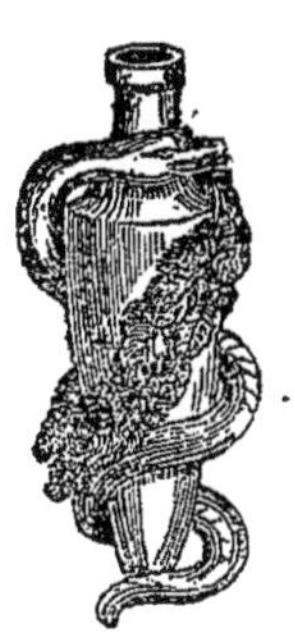

A METZ,
CHEZ VERRONNAIS, IMPRIMEUR-LIBRAIRE ET LITHOGRAPHE,
Rue des Jardins, n.° 14.

1845.

CONSIDÉRATIONS

GÉNÉRALES ET PRATIQUES

SUR LE TRAITEMENT DE LA DYSSENTERIE;

SUIVIES

D'UN RÉSUMÉ SUR LA DYSSENTERIE ÉPIDÉMIQUE QUE NOUS AVONS OBSERVÉE A L'HÔPITAL MILITAIRE DE METZ, PENDANT LES MOIS DE JUILLET, AOUT ET SEPTEMBRE 1844.

MÉMOIRE

Présenté à la Société des Sciences médicales de la Moselle,

PAR LE DOCTEUR L. CAZALAS.

I.re PARTIE.

Considérations générales et pratiques sur le traitement de la dyssenterie.

En parcourant les ouvrages qui traitent de la dyssenterie, il est vraiment curieux de voir la diversité des idées médicales au point de vue des méthodes thérapeutiques applicables à son traitement. Une des causes principales de la variété de ces opinions se trouve manifestement dans la confusion qui règne sur ce qu'on doit entendre par *dyssenterie,* et sur la nature de la maladie. Beaucoup d'auteurs, tant anciens que modernes, ont mis sur le compte de la dyssenterie des maladies de nature bien différente, telles que la simple inflammation du gros intestin (colite) et plusieurs espèces de diarrhées.

Afin d'éviter de mériter ces mêmes reproches, avant d'indiquer le traitement qui nous a le mieux réussi dans les localités où nous avons été appelé à traiter des dyssentériques (diverses contrées méridionales de la France et de l'Algérie, Lyon et Metz), nous pensons qu'il est important de bien fixer les idées sur l'état morbide qu'on doit désigner sous le nom de dyssenterie. Pour nous, la dyssenterie est une maladie spécialement localisée dans le gros intestin, caractérisée, pendant la vie, par les symptômes suivants: douleurs abdominales plus ou moins intenses; besoins fréquemment répétés, quelquefois continuels d'aller à la selle, accompagnés d'efforts, de ténesme et d'une évacuation peu abondante à la fois, mais toujours douloureuse, de matières constamment mêlées à une quantité plus ou moins considérable de sang. Par la réunion de ces caractères, il n'est pas possible de confondre la dyssenterie avec toute autre affection. Cette distinction était nécessaire, afin de ne pas nous engager dans les mêmes erreurs qu'un grand nombre de praticiens qui admettaient des dyssenteries sèches, des dyssenteries ordinaires sans excrétion sanguine, des dyssenteries sanguinolentes, des dyssenteries sans ténesme, etc. Nous avons toujours eu le soin de séparer rigoureusement les diarrhées, les colites simples de la dyssenterie proprement dite; et sous cette dénomination, nous ne voulons parler que de la maladie ayant pour caractères les douleurs abdominales, le ténesme et l'évacuation de matières alvines sanguinolentes.

Toutes les méthodes thérapeutiques que l'on a recommandées contre la dyssenterie sont fondées sur l'appréciation rigoureuse des symptômes, la cause prochaine présumée de la maladie, ou enfin souvent sur l'empirisme. Des théories nombreuses ont été émises sur la nature de la maladie qui nous occupe; et, en parlant de la nature d'une maladie, nous ne voulons pas dire quelle est sa cause essentielle, son essence, car nous sommes condamnés à l'ignorer toujours. Ce mot est employé en pathologie pour exprimer un certain nombre de phénomènes dont la réunion constitue ce qu'on appelle un genre de maladie, un élément morbide, pouvant se manifester toujours avec les mêmes caractères, dans différents organes de l'économie; tels sont l'élément inflammatoire ou inflammation, l'élément rhumatismal ou rhumatisme, l'élément nerveux, etc. Cœlius Aurélianus soutient que la dyssenterie est une maladie de nature essentiellement rhumatismale, et cette opinion a été reproduite par plusieurs auteurs moins anciens, entr'autres par Stoll et Akenside. Quelques médecins firent, de cette maladie, une affection catharrale. Bérends pense qu'elle participe en même temps du rhumatisme et du catharre. Degner et Zimmermann rattachent tous les phénomènes dyssentériques à la bile corrompue par un levain morbifique. Cullen dit qu'elle consiste dans une contraction considérable du colon, et que c'est cette contraction qui donne naissance aux efforts, à la fréquence des selles et au ténesme. Linnée l'attribuait à la présence d'un insecte (*acarus dyssenteriæ*). Brown la fait consister en une asthénie. Broussais et tous les médecins qui ont partagé ses idées sur la théorie générale de l'irritation ne voient, dans cette maladie, qu'une simple colite, l'inflammation du gros intestin. M. Moudière pense que, dans la dyssenterie, le sang se dépouille d'une portion de sa matière albumineuse. Enfin, M. Fouquet ne voit en elle qu'une névrose du grand sympathique dont les principaux phénomènes se passent dans le gros intestin.

Les opinions des auteurs que nous venons de citer ont peut-être toutes quelque chose de fondé; seulement elles sont trop absolues. A notre avis, la présence de l'élément inflammatoire ne saurait être contestée; pour peu qu'on soit de bonne foi, quand on s'est livré à quelques recherches nécroscopiques, les traces de l'inflammation sont tellement évidentes que nous ne concevons pas qu'il y ait des médecins qui l'aient révoquée en doute ou niée. Mais l'inflammation ne constitue pas, à elle seule, toute la maladie; l'élément rhumatismal joue assurément un rôle important. Quant à la névrose du grand sympathique, il est possible qu'elle existe, mais rien ne la constate ; c'est une pure hypothèse que rien ne justifie. Les humeurs qui sont déposées à la surface interne des intestins sont aussi manifestement altérées, et dès qu'elles ont séjourné pendant quelque temps à la surface intestinale, elles entretiennent l'irritation et peuvent exercer une fâcheuse influence sur la marche de la maladie, si l'on n'a pas la précaution de faciliter leur évacuation.

On voit par ce que nous venons de dire que, pour nous, un principe morbide n'entre jamais seul dans la composition de la dyssenterie ; cette maladie est, au contraire, toujours complexe, composée d'éléments divers ; l'inflammation, le rhumatisme, l'altération des fluides de l'économie et des fonctions vitales en constituent les principes appréciables. Ces divers éléments peuvent avoir une part à peu près égale dans la manifestation des phénomènes morbides ; mais très-souvent, il faut le reconnaître, l'un d'eux domine les autres, et ces modifications trouvent leur origine dans une foule de circonstances, les unes relatives au sujet malade, telles que l'âge, le sexe, la constitution, le tempérament, les idiosyncrasies ; les autres dépendent de l'état régnant de la constitution atmosphérique qui imprime, chez presque tous les malades, aux affections qu'on observe pendant un certain temps, un degré d'uniformité, d'originalité remarquables ; c'est cet état pathologique dominant, en rapport avec la constitution atmosphérique, qu'on désigne sous le nom de *constitution médicale.*

Par les raisons que nous venons de donner, on comprendra sans peine que si la constitution médicale régnante est inflammatoire, les dyssenteries qui se manifestent pendant son règne participeront généralement de cette constitution ; que si la constitution est bilieuse, la dyssenterie devra se présenter spécialement avec les attributs de l'embarras gastrique ou de la fièvre bilieuse.

D'après ces vues pratiques, que nous nous contentons d'énoncer, on peut prévoir que nous sommes loin d'envisager la dyssenterie, à son point de vue thérapeutique, d'une manière aussi simple que la plupart des auteurs qui en ont traité; nous pensons, et notre opinion est appuyée par l'observation et l'appréciation rigoureuse des éléments pathologiques, que les accidents dyssentériques coïncident presque constamment avec l'état morbide général qui est sous la dépendance immédiate de la constitution atmosphérique, c'est-à-dire avec la constitution médicale régnante, et que c'est fréquemment le genre de ces complications qui donne aux épidémies de dyssenterie de la bénignité ou de la gravité.

Partant de ces principes, afin de donner plus d'autorité à nos opinions, nous allons jeter un coup-d'œil rapide sur les méthodes thérapeutiques recommandées par les auteurs qui ont spécialement parlé du traitement de la dyssenterie. Hippocrate est persuadé que la bile et la pituite qui séjournent dans les intestins se putréfient, et une fois putréfiées, causent des chaleurs considérables et s'échappent au dehors avec du sang corrompu, et que ces humeurs réunies déterminent des ulcérations; il mettait en usage les évacuations pour débarrasser les intestins de toute la masse de matières corrompues, afin de favoriser par là la cicatrisation des ulcères intestinaux; il ne recourait aux émissions sanguines que dans des cas exceptionnels, lorsque le ténesme tourmentait beaucoup le malade.

Les opinions de Galien et de presque tous les auteurs anciens, relativement à la nature de la dyssenterie, étaient calquées sur celles du père de la médecine, et leurs moyens thérapeutiques ne différaient pas sensiblement des siens. Evacuer les humeurs corrompues, et chercher à cicatriser les ulcérations intestinales par des substances irritantes, voilà la méthode fondamentale du traitement que nous a léguée l'antiquité.

Cœlius Aurélianus, qui faisait consister la dyssenterie en un rhumatisme intestinal, employait, comme les précédents, les purgatifs pour débarrasser les intestins des matières corrompues.

Sydenham est le premier auteur qui ait exposé une méthode rationnelle pour traiter la dyssenterie. Il admettait que cette maladie est une fièvre particulière qui agit sur les intestins, occasionnée par la présence d'humeurs âcres et enflammées, qui des voies circulatoires se portent sur les intestins qui les irritent et les enflamment, d'où elles sont évacuées avec plus ou moins de sang. Cet habile praticien voyait, dans le traitement de la dyssenterie, trois indications principales à remplir : la première de faire, par la saignée, une révulsion des humeurs âcres ; la deuxième, d'adoucir toute la masse du sang ; la troisième enfin, d'évacuer, par les purgatifs, les humeurs nuisibles. En vertu des résultats de son observation, en rapport avec sa théorie, Sydenham, dans l'immense majorité des cas, prescrivait le premier jour une saignée et un calmant le soir ; le lendemain, un purgatif et un nouveau calmant le soir ; il réitérait ordinairement deux fois, rarement trois, le purgatif et le calmant, en laissant un jour d'intervalle ; les jours où il ne donnait pas de purgatif, il administrait une potion calmante matin et soir. Le calmant dont Sydenham faisait usage, est le *laudanum* qui porte encore aujourd'hui son nom. Pour boisson habituelle, il donnait du lait bouilli avec de l'eau, la décoction blanche faite avec la corne de cerf ou du petit lait. Après avoir fait une saignée et purgé le malade, il avait souvent recours, surtout chez les vieillards et les sujets phlegmatiques, à l'usage d'un julep cordial qu'il faisait prendre, par cuillerées, dans les faiblesses ou même à volonté. Dans les cas où la débilité du malade était trop grande, il conseillait le vin de canarie étendu d'une certaine quantité d'eau. Après les deux ou trois purgations d'usage, le reste du traitement consistait dans l'emploi du laudanum liquide, deux ou trois fois par jour, et à donner de temps en temps un lavement composé de lait de vache et de thériaque. Dès que le malade pouvait prendre quelque nourriture, il recommandait les panades, les bouillons faits avec la viande maigre de mouton. Si, malgré ce traitement, la maladie résistait encore, il faisait prendre matin et soir, et quelquefois même trois fois par jour, une dose de laudanum qu'il fallait continuer jusqu'à la complète guérison. Lorsque la maladie se prolongeait long-temps et que le malade éprouvait de continuelles envies d'aller à la garde-robe, il le mettait à un régime fortifiant et lui donnait quelques liqueurs cordiales propres à rétablir les forces, et le ténesme, dit-il, se guérissait à mesure que celles-ci se rétablissaient. Quand la dyssenterie était mal guérie et que le malade était tourmenté par des douleurs pendant des mois et des années, il considérait la saignée comme d'un puissant secours; cette déplétion, disait-il, finissait par faire disparaître toutes les traces de maladie.

Telle est la méthode générale de traitement que suivit Sydenham dans les épidémies de dyssenterie de 1669, 70, 71 et 72; il variait cependant ses moyens thérapeutiques suivant les années, et par conséquent suivant le génie épidémique. « Pendant la première année, les dyssenteries, dit-il, avaient un principe plus subtil et plus spiritueux que celles des années suivantes; » il avait remarqué qu'elles se guérissaient plus vite par les délayants et les adoucissants que par les purgatifs. Ainsi, pendant l'automne de 1669, il commençait par faire pratiquer une saignée du bras au malade; le reste du traitement consistait dans l'emploi du petit lait en boisson et en lavements; toutes les dyssenteries cédaient à ce simple traitement. Mais l'hiver de cette même année, et les années suivantes, cette méthode ne fut plus aussi efficace ou même se trouva entièrement inutile, il fallait recourir aux évacutions et aux calmants.

Sydenham ajoute encore que, « dans les constitutions de l'air qui ne sont pas trop favorables à la dyssenterie, cette maladie, sans qu'il soit besoin de recourir aux évacuations, se guérit par le seul laudanum, qu'il faut, dit-il, donner matin et soir, et même trois fois par jour, s'il est nécessaire, jusqu'à ce que tous les symptômes soient amendés. » (Th. Sydenham, *Médecine pratique.*)

Comme on peut le voir par l'exposé succinct que nous

venons de faire de sa méthode, l'illustre Sydenham savait varier le traitement de la dyssenterie, et accommoder les moyens curatifs à l'intensité, à la forme de la maladie. En effet, dans la dyssenterie de l'automne 1669, où l'élément inflammatoire paraît avoir dominé, les émissions sanguines, les délayants ont été des moyens suffisants pour triompher de la maladie. D'autres fois, lorsque, sans doute, la maladie présentait une moyenne intensité, le laudanum et les boissons émollientes suffisaient pour amener une guérison prompte et assurée. Ce n'est que dans les épidémies graves et dans des cas particuliers où l'affection paraissait posséder des caractères d'un certain degré de malignité que notre auteur recommandait les évacuants; mais alors même, il ne négligeait jamais le laudanum. Enfin, il faisait usage des cordiaux dans les cas de faiblesse extrême, chez les vieillards débiles et chez les individus d'un tempérament lymphatique.

On peut puiser, dans la pratique de Sydenham, d'excellents préceptes relativement au traitement de la dyssenterie; il n'avait pas, comme quelques auteurs modernes l'ont prétendu, une confiance absolue dans l'emploi de son laudanum. Cette composition médicamenteuse formait toutefois la base fondamentale du traitement; mais Sydenham variait l'emploi des autres moyens suivant les caractères de la maladie qui n'échappaient que bien rarement à sa pénétration. Tantôt il mettait en usage la saignée et les délayants seuls; tantôt les délayants et les calmants; quelquefois l'opium seul; d'autres fois, enfin, et c'étaient les cas les plus fréquents, il combinait les différents moyens.

Pringle, qui a écrit en observateur profond et judicieux sur les maladies qui sévissent spécialement dans les armées, fait jouer un rôle important à une espèce de ferment putride dans la production de la dyssenterie; il nous donne des règles fort sages pour le traitement de cette maladie. « Il y a peu de maladies, dit-il, moins redevables à la nature que la dyssenterie et qui sont accompagnées d'indications plus trompeuses. L'hémorrhagie paraît exiger des saignées réitérées, le flux du ventre des astringents violents, et les douleurs des intestins des opiats continuels. Cependant, si on ne se sert de ces remèdes avec la plus grande précaution, ils tendent plutôt à maintenir la maladie qu'à la guérir. D'un autre côté, on condamnait tout à fait les émétiques ou les purgations, ou bien on s'en servait trop; cependant les dernières expériences font voir qu'ils composent la première partie du traitement de cette maladie. » (*Obs. sur les mal. des armées.*)

Relativement au traitement, Pringle distingue la dyssenterie en trois états; le premier, quand la maladie est récente et tandis que le malade peut supporter les évacuations; le deuxième, quand elle est plus intense, qu'elle a continué long-temps, ou qu'elle a beaucoup diminué les forces, qu'elle a enflammé les intestins et causé une fièvre hectique; le troisième enfin, lorsque le malade, quoique se rétablissant, conserve toujours du ténesme ou quelque autre reste de la maladie, ou demeure sujet à des rechutes à cause de la faiblesse. « Dans le premier état, dit-il, je commence par une saignée modérée, quoiqu'il puisse être vrai que la dyssenterie n'exige pas d'elle-même cette évacuation. Mais comme cette maladie est inflammatoire et accompagnée de pléthore, la saignée devient quelquefois indispensable, et en général, elle contribue à la guérison. Cependant, à moins que la maladie ne soit entretenue par quelque inflammation qui lui soit étrangère, comme cela arrive souvent en hiver et au printemps, il est inutile et même dangereux de la réitérer. J'omets entièrement cette évacuation dans les tempéraments faibles et quand il y a peu de fièvre. Le soir du même jour, je donne un émétique composé d'un scrupule d'ipécacuanha auquel j'ajoute ordinairement un ou deux grains de tartre émétique. » Pringle faisait prendre ordinairement l'un ou l'autre de ces vomitifs en une seule fois. Quelquefois, au lieu de cette méthode, il administrait cinq grains d'ipécacuanha en une seule fois, et répétait la même dose toutes les heures deux ou trois fois jusqu'à effet purgatif; il avait plus de confiance dans cette manière de donner l'ipécacuanha parce qu'elle provoquait plus sûrement des évacuations alvines que le vomissement. Pringle n'employait pas indifféremment dans tous les cas l'ipécacuanha et l'émétique à dose purgative ou vomitive; quand l'estomac était principalement affecté, il donnait vingt grains d'ipécacuanha seul ou uni au tartre stibié, en une seule fois, dans le but de provoquer le vomissement. Lorsque, au contraire, le malade avait plus de tranchées que de mal d'estomac, il partageait en plusieurs fois cette dose, dans la vue de diriger plus sûrement son opération sur les intestins. Quand les selles avaient été abondantes et que le malade se trouvait fatigué des effets produits par le purgatif du premier jour, il s'abstenait le lendemain de la médication de la veille. Mais s'il avait pris l'émétique tout à la fois, de manière que l'estomac seul était nettoyé, ou si la poudre, partagée en différentes doses, n'avait que faiblement opéré par les selles, il ordonnait un purgatif le lendemain. Le soir, après les effets du purgatif ou du vomitif, il donnait toujours un calmant dont l'opium faisait la base. Mais sa longue expérience lui faisait un devoir de recommander de ne jamais employer les préparations opiacées avant l'usage des purgatifs ou des vomitifs; « car, dit-il, à l'égard des opiats dans la dyssenterie, il vaudrait peut-être mieux ne point s'en servir du tout que de les donner avant que les premières voies soient débarrassées; quoique dès le commencement, ils donnent un peu de soulagement, en tenant renfermés les vents et les humeurs corrompues, elles fixent la cause qui est plus obstinée vers la fin. » Lorsque l'opium était administré les deux premiers jours, il ne prescrivait point d'évacuant le troisième, à moins que le malade n'éprouvât encore des douleurs abdominales, cas auquel il donnait un calmant matin et soir. Mais le quatrième jour, s'il restait quelques symptômes fâcheux, il continuait l'usage de l'ipécacuanha partagé en plusieurs doses; ou, si le malade avait de la répugnance pour un remède qui l'avait fatigué auparavant, il réitérait la purgation et la rendait plus forte si la première n'avait pas opéré suffisamment.

Si, après cette première médication, il restait quelques symptômes graves, ou qu'une rechute vint entraver la marche de la convalescence, il revenait aux mêmes remèdes, c'est-à-dire à la purgation ou à l'ipécacuanha, suivant qu'il s'était bien trouvé auparavant de l'un ou de l'autre de ces moyens.

A la seconde période de la dyssenterie, Pringle considérait les saignées comme nuisibles, malgré la fièvre; il faisait souvent, dans ce cas, usage de doux laxatifs et revenait quelquefois à l'emploi de l'ipécacuanha; il insistait alors surtout sur les lavements émollients et opiacés. Mais indépendamment des lavements anodins, il recommandait spécialement l'opium par la bouche qui calme immédiatement les douleurs; il prescrivait également des fomentations sur l'abdomen; et, si les douleurs d'entrailles persistaient en même temps que les digestions étaient pénibles ou impossibles, il conseillait un julep contenant de la craie et de l'opium. Il donnait, pour boisson ordinaire, une décoction d'amidon avec de la gomme arabique; il proscrivait absolument tous les corminatifs chauds.

Quand le flux continuait jusqu'à ce que les forces étaient considérablement diminuées, que le pouls s'affaiblissait et que la fièvre hectique subsistait, Pringle prescrivait les toniques, tels que le quinquina et la serpentaire auxquels il associait toujours quelques gouttes de laudanum.

Dès que le malade pouvait faire usage de quelques aliments, quelle que fut la période, il conseillait les substances végétales, telles que le gruau, le riz, le sagou, les panades et par dessus tout le lait. Il avait remarqué que la nourriture animale était nuisible, aussi proscrivait-il, avec soin, toute espèce de viande, même le bouillon fait avec la viande de mouton.

Pendant la troisième période, si le ténesme était violent et les besoins encore fréquents, l'opium par la bouche et surtout en lavement, lui paraissait encore une des plus précieuses ressources; il conseillait quelquefois l'usage du suif de mouton bouilli dans du lait de vache nouvellement tiré, en ajoutant à cette préparation de l'amidon et du sucre. Dans le cas où la dyssenterie dégénérait en diarrhée chronique sans ténesme, il employait les astringents toniques, l'ipécacuanha à petites doses et une dose d'opium le soir. À cette période encore, le lait et les farineux lui paraissaient les meilleurs aliments, tandis qu'il prescrivait avec soin de s'abstenir de toute nourriture animale.

Indépendamment de ce traitement, Pringle, imbu de l'idée de putridité, portait une attention toute spéciale sur l'état de l'air dans les chambres des malades; les salles devaient être bien aérées, les malades bien dispersés, et pendant la convalescence, il conseillait l'habitation à la campagne, l'usage continuel de ceintures et de chemises de flanelle appliquées sur la peau pour éviter les rechutes.

Il est difficile de trouver dans un ouvrage des idées plus nettes, des indications plus précises, des conseils plus sages, sous le rapport du traitement d'une maladie, que ceux exposés par Pringle, relatifs à la dyssenterie; aussi, considérons-nous cet auteur comme un des meilleurs modèles à suivre dans l'application des moyens curatifs applicables à son traitement.

Au rapport de Pringle, les autres médecins de l'armée, ses contemporains, suivaient une méthode à peu près semblable à la sienne dans le traitement de la dyssenterie. Le docteur Huck, en particulier, qui avait toujours pratiqué dans l'Amérique septentrionale et aux Indes occidentales, dit que malgré la différence des climats, lorsque la maladie était épidémique dans l'armée, elle paraissait partout avec les mêmes symptômes, à cette différence près qu'elle était plus forte dans les climats chauds, et que lorsqu'elle pouvait se guérir, la cure se faisait avec les mêmes remèdes. Dans les cas où le malade se présentait avec de la fièvre, où s'il était d'une constitution pléthorique, ce praticien débutait par une saignée générale qu'il réitérait si les douleurs demeuraient fixes et si l'inflammation était considérable. Après ce premier traitement, dans le but de nettoyer les intestins, il prescrivait, comme le meilleur moyen, une poudre composée de quatre à cinq grains d'ipécacuanha et d'un grain d'émétique, avec la recommandation de laisser travailler le médicament, en privant le malade de boisson pendant deux heures après son ingestion. Après ce temps, il réitérait la même dose de cette poudre, et alors il faisait prendre une infusion de camomille pour laver l'estomac et favoriser le vomissement. Le vomitif devait être réitéré quelques jours plus tard si le mal d'estomac, le mauvais goût de la bouche, les étourdissements, les douleurs d'entrailles persistaient. Après l'effet du vomitif, si l'estomac ne paraissait pas trop dérangé, il avait coutume de faire prendre un purgatif composé de manne et de sel de Glauber dissous dans un litre d'eau, à boire par verres dans la matinée. Après l'effet du vomitif et du purgatif, il donnait constamment une dose d'opium le soir; mais il avait toujours observé que l'opium ne produisait aucun effet favorable tant que la soif, la fièvre, les tranchées et le ténesme étaient considérables. Les astringents ne lui paraissaient utiles que vers la fin de la maladie, tandis que les intestins n'avaient pas encore repris leur ancien ton. Dans les diarrhées consécutives à la dyssenterie, il retirait de grands avantages de l'ipécacuanha qu'il faisait prendre tous les matins à petites doses.

La méthode que le docteur Paterson mettait en usage, dans le traitement des dyssentériques confiés à ses soins, diffère à peine de celle adoptée par Pringle et par Huck. Si le malade était doué d'un tempéramment sanguin et qu'il eût de la fièvre, il commençait par la saignée; il donnait ensuite l'ipécacuanha à doses vomitives, et le même soir ou le lendemain matin il faisait prendre un gros de rhubarbe. Après l'effet du purgatif, il administrait un calmant dont l'opium faisait la base. Dans les cas où la maladie continuait après ce premier traitement, il donnait matin et soir, et quelquefois trois fois par jour, un opiat composé de thériaque et de rhubarbe.

Degner et beaucoup d'autres médecins de l'Allemagne avaient ordinairement, pour méthode, de commencer le traitement de la dyssenterie par débarrasser les premières voies à l'aide des purgatifs, et après ce premier effet, ils conseillaient de donner conjointement les purgatifs et l'opium, dans le but de tenir le ventre libre et de calmer, en même temps, les tranchées. Lorsque les purgatifs ne paraissaient plus indiqués, pendant le cours de la maladie, Degner faisait un fréquent et même un constant usage de petites doses d'ipécacuanha associé à l'opium, ou même d'ipécacuanha seulement. Dans les convalescences difficiles, il avait une grande confiance dans l'usage du simarouba.

Sénac, ancien médecin en chef des armées françaises, praticien habile, dont Pringle parle avec les plus grands éloges, dit que de toutes les méthodes thérapeutiques, celle qui lui avait le mieux réussi et dont il avait obtenu les plus heureux résultats, consistait, d'abord, à faire une émission sanguine générale, à provoquer ensuite les vomissements par le tartre stibié, et à continuer, jusqu'à guérison complète, l'emploi de cette substance à la dose d'un grain, par jour, dissous dans un demi-litre de petit lait, qu'il faisait prendre dans les vingt-quatre heures. Son but était de tenir toujours libre le passage de l'estomac au rectum par les laxatifs les plus doux; et, l'émétique est, de toutes les substances, celle qui lui semblait remplir le mieux cette indication. Si malgré les évacuations, les tranchées persistaient, il cherchait à les apaiser par l'usage d'un narcotique, le sirop de pavot blanc est celui auquel il donnait la préférence. Ce praticien dit aussi avoir guéri plusieurs dyssentériques, et de s'être guéri lui-même de cette maladie, par le seul usage de l'eau tiède prise en grande quantité pendant cinq à six jours.

Dans son admirable traité de médecine pratique, Stoll expose, d'une manière claire et précise, ses opinions sur la dyssenterie. L'illustre praticien pense que cette maladie est une affection de nature catarrhale ou rhumatismale; il fait jouer un grand rôle à la répercussion de la transpiration comme cause de son développement, car il dit ne l'avoir jamais vue se manifester sans que les malades eussent à se reprocher de s'être exposés au froid étant en sueur : « Ainsi, dit-il, pendant l'été et l'automne, cette répercussion, au lieu de déterminer, comme dans les autres saisons, des odontalgies, des coryza, des angines, des catarrhes, l'humeur de la transpiration se jette de préférence sur les membranes des intestins et détermine un coryza ventral, ou un catarrhe des intestins, ou un rhumatisme de ces organes, maladie qui ne diffère, que par son siége, des autres affections qu'on observe dans les autres parties de l'année. »

Stoll, sous le rapport du traitement, distinguait plusieurs espèces de dyssenteries. La première espèce, qu'il appelait dyssenterie simple, qu'il observa au mois d'août 1778, et dont il fut atteint lui-même, ne réclamait d'autres moyens curatifs que quelques soins hygiéniques, tels que la chaleur du lit, des boissons adoucissantes ou légérement aromatiques, toujours prises à une température tiède dans le but de provoquer les sueurs. Les sueurs qui avaient lieu pendant la nuit arrêtaient ordinairement le cours de ventre, et la maladie était le plus souvent guérie au bout de vingt-quatre heures, pourvu qu'elle ne fût pas trop avancée. Il avait remarqué que, dans cette espèce de dyssenterie, toutes les autres méthodes étaient plutôt nuisibles qu'utiles. Dans quelques cas, ce catharre intestinal simple se fixait sur les intestins, de manière que les sueurs ne pouvaient plus le dissiper ; alors il l'attaquait à plusieurs reprises par des boissons adoucissantes, anodines, tièdes, et par quelques doses de laudanum. « Mais, dit-il, si l'on néglige ou si l'on traite mal cette dyssenterie sérieuse, elle se change en dyssenterie opiniâtre, en une fièvre rhumatismale des intestins, longue et difficile à guérir, comme on le voit pour les fièvres rhumatismales des membres. »

La seconde espèce de dyssenterie admise par Stoll, paraît ordinairement sur la fin de l'été et au commencement de l'automne ; elle est, dit-il, plus composée que la précédente et formée, pour ainsi dire, de deux éléments : c'est la dyssenterie bilieuse. Cette espèce est celle qu'il observa le plus souvent; elle fût presque la seule en 1773 et en 1776 en Hongrie. Les remèdes indiqués précédemment ne lui convenaient plus, à moins, dit-il, qu'on ne commençât par chasser la bile en mouvement, et qu'ainsi, d'une maladie composée, on n'en fît une affection simple. C'est cette forme de dyssenterie qu'il traitait avec tant de succès par la médication évacuante, suivie d'un traitement calmant et diaphorétique. Stoll avait parfaitement établi que la même manière d'évacuer n'est pas également favorable, et ne pouvait pas être employée indifféremment dans tous les cas. « Le vomitif, ajoute-t-il, produit de meilleurs effets dans la plupart des cas; les purgatifs doux avec les sels, la manne ou le tamarin, conviennent aux autres. »

Dans la dyssenterie bilieuse, il employait toujours l'un ou l'autre de ces moyens puissants, mais beaucoup plus souvent, et généralement avec plus de succès, le vomitif ou l'éméto-cathartique que les purgatifs. En général, lorsque l'estomac avait été ainsi secoué, il se dispensait de l'emploi du narcotique, parce que le calme revenait souvent de lui-même, les malades se laissaient aller à un sommeil tranquille, au milieu duquel ils suaient. Mais il mettait aussi fréquemment en usage l'opium après l'emploi des vomitifs ou des purgatifs. « J'ai traité de cette manière, dit Stoll, et avec le succès le plus prompt, toutes les dyssenteries de l'été 1776, de même que celles que j'observai en Hongrie dans les années 1773 et 1774. J'avais ordinairement pour règle d'attirer doucement, par les selles, la saburre des intestins, mais je chassais par le vomissement celle qui s'agittait pour sortir par les voies supérieures. Je comptais aussi sur la vertu qu'ont les vomitifs d'exciter les sueurs lorsque leur opération est terminée. Je pensais qu'on pouvait alors la provoquer avec sûreté, et que cette excrétion dissiperait en même temps le rhumatisme des intestins. En conséquence, je prescrivais l'opium comme le plus puissant diaphorétique, le calmant le plus certain et le plus doux de toutes les douleurs. »

Stoll dit avoir guéri, avec le suc de raisins, une dyssenterie de cette espèce fort bénigne et dans laquelle la saburre n'était pas très-abondante, et une autre simplement avec des pruneaux.

La troisième espèce de dyssenterie ne diffère de la précédente que par sa plus grande gravité, par la fièvre dont elle est accompagnée : c'est la fièvre bilieuse dyssentérique. Tandis que les deux espèces précédentes n'occasionnaient jamais la mort, à moins qu'un traitement mal appliqué ne transformât cette maladie, bénigne en elle-même, en une maladie dangereuse, celle-ci déterminait souvent par elle-même la perte du malade. Dans cette forme de la maladie, Stoll considérait les éméto-cathartiques comme la base du traitement; il n'employait l'opium qu'avec beaucoup de circonspection ; et encore, en réservait-il le plus souvent l'emploi pour le moment où la fièvre était sur son déclin. Il n'employait que les purgatifs les plus doux, et même n'était-ce qu'avec ménagement; il proscrivait avec soin tous les purgatifs violents, tels que la rhubarbe, ou au moins n'osait-il pas en faire usage avant d'avoir abattu la fièvre par les vomitifs.

Il avait remarqué que la fièvre bilieuse dyssentérique se transformait souvent en maladie putride, et que ce changement s'opérait surtout par la négligence ou par un mauvais traitement, surtout par l'emploi des saignées réitérées, des vomitifs répétés mal à propos ou des purgatifs trop long-temps continués; dans ce cas, il conseillait la racine d'arnica, comme le meilleur moyen, et lorsque les forces se trouvaient rétablies, il considérait l'évacuation par les vomitifs, comme la médication la plus avantageuse.

Il a également vu plusieurs fois la fièvre bilieuse dyssentérique, primitivement simple, être aggravée et transformée en inflammation putride, par l'emploi intempestif des remèdes échauffants, des astringents et des narcotiques. Il fallait alors, avant tout, apaiser par des boissons, des fomentations et la saignée, la phlogose occasionnée par un mauvais traitement, et terminer ensuite la guérison par les moyens ordinaires. « Lorsque, dit-il, la fièvre dyssentérique était originairement putride, je m'occupais entièrement à m'assurer s'il n'y avait aucune inflammation, et, si elle existait, je l'abattais par des fomentations sur le bas-ventre, par des boissons émollientes et mucilagineuses, et même par des saignées; ce n'était qu'aprés cela que j'employais les vomitifs ou les purgatifs doux suivant que la matière était disposée à céder à l'un ou à l'autre de ces évacuants; la racine d'arnica complétait la guérison. »

Stoll admettait, enfin, une quatrième espèce de dyssenterie; c'est lorsque le rhumatisme des intestins, sans lequel il ne pouvait concevoir la dyssenterie, se compliquait avec la fièvre inflammatoire, soit que la matière rhumatismale eût de l'acrimonie et la faculté d'enflammer, soit que les sujets fussent particulièrement disposés à la phlogose, ou enfin que la constitution de l'année, qui était inflammatoire, fît tendre à l'inflammation toutes les maladies régnantes.

Ce n'étaient plus ni les vomitifs ni les purgatifs que Stoll employait comme méthode générale contre la dyssenterie de cette espèce; il s'empressait de mettre en usage la médication la plus anti-phlogistique. Il commençait par pratiquer une saignée qu'il réitérait quelquefois, et, comme puissants auxiliaires des émissions sanguines, il prescrivait des bains, des cataplasmes, des émulsions tiédes en boisson et en lavements, des bouillons légers dépouillés de graisse tenant en dissolution de la gomme arabique. A l'aide de ce traitement tout débilitant, il parvenait à calmer rapidement la violence des tranchées et la fréquence des déjections. Il considérait tout autre remède, c'est-à-dire ayant des vertus différentes, comme nuisible.

Enfin, Stoll avait souvent vu des dyssenteries d'espèces différentes, surtout l'inflammatoire et la bilieuse, se réunir et se combiner en une seule maladie, ou bien des dyssenteries qui, chez certains individus, avaient existé isolées, être remplacées par une autre espèce; dans ces cas, il appropriait le genre de traitement à l'ordre de succession de chacune des formes.

« Celui qui sait, dit notre célèbre praticien, combien les différences de la dyssenterie sont multipliées, ne pourra pas douter de la nécessité de varier les moyens de la traiter. » Il n'avait employé les astringents qu'une seule fois, contre une dyssenterie passée à l'état chronique, et ce malade succomba. Il a vu une dyssenterie qu'aucun remède ne pouvait arrêter, guérir avec le beaume de Saxe; une autre céda à l'application d'un vésicatoire sur le ventre, et une troisième à l'action d'un sinapisme appliqué sur la même région. Il ne faisait presque jamais usage des huileux, excepté des plus doux et combinés avec beaucoup de mucilage, tels qu'on les trouve dans les émulsions faites à l'aide des quatre semences froides. Ces émulsions, avec les autres moyens anti-phlogistiques, tenaient le premier rang dans les dyssenteries inflammatoires qu'on rencontre principalement, dit Stoll, au printemps ou même dans un automne plus froid qu'à l'ordinaire. Les dyssenteries d'automne étant pour la plupart bilieuses ou inflammatoires et bilieuses, il combinait les moyens selon les combinaisons de la maladie. Vers la fin du mois d'août et pendant l'automne de l'année 1779, il parvenait à guérir, en général, les dyssenteries récentes ou qui n'avaient pas encore fait beaucoup de progrès, par un régime sévère et des boissons émollientes tièdes.

Suivant Stoll, une connaissance parfaite de la constitution médicale régnante était une condition de la plus haute importance pour établir, d'une manière sûre, le traitement de la dyssenterie. « En général, dit-il, la méthode du traitement, dans la dyssenterie, pouvait être déterminée par celle qu'exigeait la fièvre dominante de la saison, la dyssenterie épidémique s'approchant de très-près de la nature de la fièvre épidémique. Dans l'année 1776, la fièvre d'été fut très-bilieuse, sans être toutefois d'un mauvais caractère, elle était presque toujours simple et exempte de phlogose. Or, les dyssenteries de cette année furent d'un caractère absolument semblable, c'est-à-dire très-bilieuses, simples, sans aucun mélange d'inflammation : elles cédèrent à la même méthode de traitement et avec la même promptitude. Dans les années 1777, 1778 et 1779, la fièvre d'été fut bilieuse, et bilieuse et putride, souvent opiniâtre, compliquée de phlogose et accompagnée d'exanthèmes de différentes formes; la dyssenterie qui régnait alors présenta les mêmes caractères. »

Si nous avons insisté un peu longuement sur les méthodes thérapeutiques que Stoll mettait en usage dans le traitement de la dyssenterie, c'est parce qu'elles renferment des règles pratiques précieuses, déduites de l'observation avec une perspicacité remarquable, et pour lui rendre une justice que lui refusent généralement les auteurs de notre siècle, en démontrant, par ses propres écrits, qu'il était beaucoup moins absolu qu'on ne le pense généralement dans le traitement des maladies. En effet, les écrivains modernes, sur la foi de quelques chefs de doctrine, et vraisemblablement sans avoir lu ses travaux, ne cessent de répéter que Stoll ne voyait dans les maladies, et entre autres dans la dyssenterie, que les effets fâcheux produits par la présence de la bile corrompue, malfaisante, et d'autres moyens de guérir la maladie que ceux qui consistent à débarrasser le malade de cette humeur nuisible, à grands renforts de vomitifs et d'éméto-cathartiques. Quand on se permet de ne pas accepter, sans vérification, toutes les assertions des auteurs de notre époque, et qu'on veut se donner la peine de remonter à la source, on est tout surpris de voir combien les opinions de Stoll ont été mal jugées, mal appréciées; et, l'on ne peut s'empêcher d'admirer la sagacité avec laquelle il savait débrouiller le chaos de la thérapeutique, avec quelle pénétration d'esprit il parvenait à distinguer les différentes formes morbides, et appliquait à chacune d'elles un traitement convenable.

Peut-on, de bonne foi, accuser Stoll de traiter systématiquement la dyssenterie par une méthode thérapeutique toujours la même? non sans doute; puis que nous venons de voir les médicatons nombreuses et variées qu'il conseille dans le traitement de cette maladie; variations nécessitées par la variété de ses formes. On ne peut pas dire qu'il traitait constamment la dyssenterie par l'emploi des vomitifs, quand on voit que, lorsque la maladie était simple et peu grave, il ne mettait guère en usage d'autres moyens que les ressources de l'hygiène; lorsqu'elle était compliquée de phénomènes inflammatoires, les antiphlogistiques les plus puissants faisaient presque toujours les frais du traitement; dans le cas où elle coïncidait avec des phénomènes de putridité, il avait recours aux toniques stimulants. Ce n'est que lorsqu'elle offrait des caractères d'embarras gastrique, ou quelle participait de la fièvre bilieuse, qu'il faisait un si grand usage des vomitifs et des émeto-cathartiques. Stoll était systématique quant aux explications théoriques; il accordait au fluide bilieux une importance trop grande dans la production des maladies. Mais, au point de vue thérapeutique, quand on le juge sans esprit de parti, on ne peut voir en lui qu'un praticien habile qui n'abandonne rien à la puissance des théories, qui cherche à démêler, dans une maladie, tous ses éléments morbides, et à les combattre simultanément ou les uns aprés les autres dans l'ordre de leur importance. Non, et nous aimons à rendre ce témoignage à l'illustre praticien; en suivant ses principes, les médecins modernes ont moins à redouter l'influence facheuse des systémes thérapeutiques qu'en s'en rapportant exclusivement aux systémes organiques de la médecine du 19.e siécle.

Dans son traité de la dyssenterie, Zimmermann, dans le but de débarrasser l'économie de la prétendue matière bilieuse corrompue, enfermée dans les cellules intestinales, recommande de faire évacuer cette matière par l'emploi des vomitifs et des purgatifs. Il pense que l'indication capitale est de chasser du corps, le plus promptement possible, l'ennemi qui devient d'autant plus redoutable qu'il y reste plus longtemps. Il considère les vomitifs comme les moyens les plus puissants, la base du traitement; il se servait aussi fréquemment de purgatifs doux, tels que le tamarin, la crême de tartre etc. Les boissons émollientes, émulsives, les lavements émollients étaient des auxiliaires indispensables des vomitifs et des purgatifs. Il mettait fréquemment en usage l'opium auquel il n'accordait cependant pas une confiance aussi absolue que Sydenham. Il repoussait généralement la saignée comme dangereuse, parce que l'observation lui avait appris combien elle favorise la putridité et la malignité. Il reconnait cependant une espèce de dyssenterie de nature inflammatoire dans la quelle il recommande les émissions sanguines; mais il regarde cette espèce de la maladie comme très-rare et exceptionnelle. Il s'élève avec vigueur contre l'emploi des astringents, du vin pur, de l'eau-de-vie, du poivre et des autres excitants dont le peuple est constamment porté à faire usage.

Lind, (essai sur les maladies des Européens dans les pays chauds) dans les dyssenteries violentes qui se déclarent sous l'influence des fortes chaleurs, donne le conseil de commencer le traitement par la saignée, si toute-fois, dit-il, le cas le requiert; car il fait remarquer que le médecin doit avoir une grande circonspection à cet égard. Après l'action de la saignée, ou dès le début de la maladie, si une émission sanguine n'était pas nécessaire, il recommande de faire prendre l'ipécacuanha comme vomitif et un narcotique après le vomissement. Après l'emploi de ces moyens, il a recours à l'usage des purgatifs salins; et puis, il continue le traitement par de très-petites doses d'ipécacuanha associé à l'opium et à la rhubarbe. Lorsque les douleurs d'entrailles ont cessé, et les évacuations beaucoup diminué de fréquence, il pense que le bain froid est utile pour achever le parfait rétablissement. Vers la fin de la maladie, et pour faciliter le prompt retour à la santé, il trouve un puissant moyen dans le quinquina uni à l'opium, association à la quelle il accorde une grande valeur pour compléter la guérison. Dans le cas où le ventre est dur, tendu et douloureux, il recommande, pour le soulager promptement, l'application, sur les parois abdominales de fomentations faites avec une décoction de camomille, de fleurs de sureau et de têtes de pavôt blanc. Ce médecin pense qu'il y a des espèces de dyssenterie dans lesquelles l'opium exerce une plus heureuse influence lorsqu'il est pris par la bouche qu'en lavement, tandis qu'il y en a d'autres où il réussit mieux en lavement. Il n'indique pas les circonstances dans lesquelles il est préférable de faire observer le narcotique par l'une ou l'autre de ces deux méthodes.

Dans son traité sur la dyssenterie, Tissot prétend que c'est à tort qu'on attribue cette maladie à l'usage des fruits, qui en sont, au contraire, d'après lui, le meilleur remède. Il rapporte avoir vu un régiment entier attaqué de dyssenterie, se guérir, en mangeant le raisin d'une vigne où il s'était arrêté.

Sauvages (*Nosologie méthodique*) dit que les remèdes indiqués dans le traitement de la dyssenterie sont ceux qui ont la propriété: 1.° D'évacuer les matières irritantes, de les détourner ailleurs, de les corriger et de les adoucir; 2.° ceux qui apaisent les efforts dolorifiques en diminuant la phlogose, en émoussant le sentiment et en adoucissant l'irritation des intestins; 3.° enfin ceux qui ont la propriété de fortifier et de cicatriser. Se fondant sur ces principes, le célèbre professeur de Montpellier conseille de commencer le traitement par saigner le malade; puis de le faire vomir; en troisième lieu, de le purger, et enfin de corriger la matière morbifique avec le petit lait, l'eau de riz ou des eaux acidules. Dans le cours de la maladie, il recommande l'usage des narcotiques pour apaiser les tranchées, les efforts et le flux. «Le malade, dit-il, ne peut pas absolument se passer, le soir, d'une préparation opiacée. Il convient en même temps de calmer l'irritation des intestins et le tenesme avec des lavements émollients, huileux ou lactés.» Dans les cas où la maladie devenait chronique, il faisait prendre au malade du lait de vache en y ajoutant de la craie. Il recourait également, dans ce cas, à l'usage des astringents corroborants, et en particulier, à l'opiat de cachou et de rhubarbe.

Pinel qui, le premier, a classé la dyssenterie parmi les phlegmasies intestinales, prescrit généralement, dans le traitement de cette maladie, les purgatifs, les vomitifs et les excitants. Parmi les purgatifs, la rhubarbe et la manne sont ceux auxquels il donne la préférence. Dans la dyssenterie adynamique, il met en usage le camphre et les révulsifs cutanés.

Dans l'excellent article *dyssenterie* du dictionnaire des sciences médicales, Fournier et Vaidy, sous le rapport du traitement, ont suivi de très près les divisions de Stoll ; seulement les espèces qu'ils ont admises sont plus nombreuses et plus variées. En conséquence, ils reconnaissent les espèces ou les formes suivantes : 1.° une dyssenterie simple ; 2.° une dyssenterie inflammatoire ; 3.° une dyssenterie muqueuse ; 4.° une dyssenterie gastrique ou bilieuse ; 5.° une dyssenterie typhique ; 6.° une dyssenterie adynamique ; 7.° enfin une dyssenterie ataxique. Cette division est fondée sur la prédominance de tel ou tel phénomène morbide général et sur les complications. Chacune de ces formes, se rencontrant dans la pratique, mérite un traitement spécial.

Pour les auteurs dont nous analysons les opinions thérapeutiques, la dyssenterie est, comme pour Pinel, une affection de nature essentiellement inflammatoire ; et, la première indication à remplir est de combattre et de faire disparaître l'inflammation qu'ils regardent comme la cause prochaine de la maladie. Ils subordonnent à celle-ci toutes les autres indications.

Dans la première forme de la dyssenterie, la dyssenterie simple, ou celle qui n'est accompagnée d'aucun phénomène morbide bien grave, ni d'aucune complication saillante ; si le sujet malade est jeune, robuste et d'un tempérament sanguin, ils considèrent la saignée comme quelquefois utile, surtout si la constitution médicale est inflammatoire, comme on l'observe pendant les étés chauds et secs, et lorsque, pendant l'hiver, le froid est intense, sans alternative de dégel. « Cependant ce moyen, disent-ils, ne doit pas être employé légèrement ; il est rarement indiqué. » Au début de la maladie, ils regardent l'administration d'un vomitif comme le moyen le plus opportun ; et, comme vomitif, ils se servent indifféremment de l'ipécacuanha ou du tartre stibié. Ils pensent que les émétiques conviennent d'autant mieux qu'on les donne à une époque plus rapprochée du commencement de la maladie. Rarement, disent-ils, est-on obligé de les réitérer, excepté l'émétique, dont ils recommandent ensuite l'emploi, à petites doses, non pas comme vomitif, mais seulement comme diaphorétique. Ils estiment que les purgatifs ne sont presque jamais utiles dans cette forme de la maladie; et, lorsqu'on est obligé d'y avoir recours, la manne, les purgatifs huileux et salins sont les substances auxquelles ils donnent la préférence. Les boissons émollientes gommeuses et même légérement diaphorétiques, telles que les infusions de sureau et de coquelicot, prises toujours à une température tiède, sont celles dont ils conseillent l'usage et qu'ils recommandent comme très-utiles. Ils préconisent l'opium d'une manière spéciale, et l'éloge qu'ils en font est fondé sur les résultats de leur pratique particulière et surtout sur l'autorité de M. Latour d'Orléans, qui le considére comme un véritable spécifique dans le traitement de cette maladie. Ils recommandent d'employer ce précieux médicament dès le début de la maladie, avant que l'inflammation ait acquis toute son intensité, avant la manifestation de la fiévre, et d'en continuer l'usage jusqu'à la guérison. A leur sens, le point essentiel, et c'est là pour eux la meilleure méthode, c'est de donner le laudanum à la dose de quatre, six ou huit gouttes, toutes les heures ou seulement toutes les deux heures, dans le courant de la journée. Ils se servent à peu près indifféramment du laudanum, de l'extrait d'opium ou de la poudre de Dower, dont les substances actives sont l'opium et l'ipécacuanha.

Lorsque les symptômes annoncent la fiévre et l'inflammation, ils regardent les préparations opiacées comme moins indiquées; cependant ils croient qu'on peut encore y avoir recours avec avantage, si les douleurs sont violentes, car elles sont ordinairement calmées après leur administration. Ils regardent les lavements comme d'une trés-grande utilité, mais ils doivent être administrés avec beaucoup de précaution.

« De tous les moyens externes, disent Fournier et Vaidy, les bains chauds sont les plus puissants; c'est par eux qu'on doit toujours commencer. » A mesure que les symptômes diminuent, ils prescrivent des médicaments amers et légérement toniques, tels que le quinquina, le vin auquel ils attribuent de très-bons effets. Ils conseillent un régime sévère, et, comme Pringle, ils ont reconnu les avantages des farineux au début de la convalescence; ce n'est que plus tard qu'ils permettent de recourir à une nourriture animale plus succulente.

Dans l'espèce de dyssenterie qu'ils décrivent sous la dénomination de dyssenterie inflammatoire, Fournier et Vaidy ont reconnu l'indispensable nécessité de recourir à la saignée générale, à l'application de sangsues à l'anus ou de ventouses scarifiées sur les parois abdominales; ils prescrivent en même temps des boissons aqueuses, mucilagineuses ou légèrement acidules si la soif est vive; des fomentations émollientes et des embrocations d'huile de jusquiame sur le ventre; des lavements émollients; des bains chauds entiers, ou des demi-bains qui conviennent dans tous les cas. Ils regardent les vomitifs, les purgatifs comme plutôt nuisibles qu'utiles, ainsi que les aromatiques et les astringents. Ils donnent quelquefois le tartre stibié, non plus comme vomitif, mais dans le but de provoquer la diaphorèse; ce n'est d'ailleurs qu'avec une grande circonspection qu'ils le mettent en usage. L'opium et ses préparations leur paraissent utiles dès le commencement, mais il doit être administré à de très-petites doses, et l'on doit toujours bien en surveiller les effets, afin de l'augmenter ou de le supprimer selon les cas.

Ils traitent généralement la dyssenterie muqueuse comme la dyssenterie simple; ils ont reconnu l'inutilité ou même les inconvénients des émissions sanguines; la nécessité d'employer les vomitifs qu'il est quelquefois important de réitérer, tandis qu'ils considèrent les purgatifs comme moins avantageux que dans la première espèce; ils arrêtent, disent-ils, la transpiration qu'on doit au contraire favoriser.

C'est surtout dans la dyssenterie bilieuse, au rapport de Fournier et Vaidy, qu'on trouve le triomphe des évacuants gastriques: presque tout le traitement consiste dans l'emploi des vomitifs qu'on doit réitérer souvent une ou deux fois ; c'est par là qu'ils conseillent de toujours commencer le traitement. Après l'emploi des vomitifs, on en vient aux purgatifs doux, aux boissons acidules et légèrement laxatives; ils ne donnent les toniques et les astringents qu'alors que tous les symptômes de gastricité ont disparu. Ils considèrent comme nuisibles les saignées qu'ils proscrivent avec soin.

Dans les cas où la dyssenterie se complique de typhus ou de phénomènes typhoïdes graves, ils regardent encore l'emploi des vomitifs comme indispensable; et comme nuisibles, les purgatifs qu'on doit toujours s'abstenir de prescrire. Lorsque les phénomènes typhoïdes sont très-prononcés, on doit, disent-ils, subordonner le traitement de la dyssenterie à celui que réclame la marche du typhus, et, c'est dans les cas de ce genre, que l'usage des révulsifs aux extrémités, des toniques et des anti-spasmodiques, le quinquina, le camphre, le musc, l'arnica sont véritablement utiles. Ils regardent l'emploi de l'opium comme généralement nuisible au commencement de la maladie, tandis que très-souvent ils le croient favorable vers la fin. En général, ils se louent beaucoup des effets des bains chauds dans cette forme de la dyssenterie.

Lorsque la maladie est accompagnée de phénomènes adynamiques graves, ils ont toujours remarqué que les purgatifs étaient plus nuisibles qu'utiles, tandis que la médication vomitive est encore là d'une importance capitale. C'est aussi, dans cette espèce de dyssenterie, qu'il est indispensable de recourir de bonne heure à l'emploi des toniques : le vin, le quinquina associé au camphre, à l'éther, au musc et à l'opium. Ils ont retiré quelquefois de bons effets de l'application de vésicatoires volants sur différentes parties du corps. Dans cette forme grave de la maladie, Fournier et Vaidy, après l'action des vomitifs, regardent les toniques, les antispasmodiques associés à l'opium comme la base du traitement.

Si la dyssenterie se manifeste avec des symptômes ataxiques, les auteurs déjà cités recommandent toujours les vomitifs comme les agents les plus puissants pour obtenir la guérison. Les purgatifs leur ont paru toujours inutiles ou nuisibles et contr'indiqués ; c'est surtout, dans cette forme grave de la maladie, qu'ils prescrivent les antispasmodiques et les bains chauds prolongés comme les auxiliaires indispensables de la médication vomitive.

Par l'examen rapide que nous venons de faire des opinions de Fournier et Vaidy, relatives au traitement de la dyssenterie, on voit facilement combien elles se rapprochent de celles des auteurs anciens et surtout de celles de Stoll. Comme lui, en effet, ils regardent la médication vomitive comme la plus généralement efficace ; ils vont même plus loin que cet auteur, au point de vue de l'utilité des vomitifs. Tandis que celui-ci reconnait plusieurs espèces de la maladie dans lesquelles la médication vomitive serait, dès le début, plus nuisible qu'utile, les savants auteurs de l'article dyssenterie du *Dictionnaire des Sciences médicales,* n'ont trouvé qu'une seule des nombreuses formes de la maladie qui ne réclame pas l'emploi des évacuants vomitifs : c'est la dyssenterie inflammatoire : pour eux, en général, les autres remèdes ne sont destinés qu'à remplir des indications secondaires.

Depuis cet important travail, il n'a été rien fait d'aussi complet sur le traitement de la dyssenterie.

Broussais, dont les idées originales et les travaux importants ont eu tant d'influence sur les progrès, la marche des croyances médicales, les destinées de la thérapeutique, imbu de cette idée que la dyssenterie ne diffère, que par son degré d'intensité, de l'inflammation simple du gros intestin, et ne voyant en elle qu'une colite aiguë, fort étendue et exagérée ; après avoir traité sans pitié les partisans des méthodes évacuantes et toniques, qu'il appelle incendiaires, renverse complètement les opinions qui n'étaient pas les siennes, et qui avaient été sanctionnées par l'expérience de plusieurs siècles ;

et, en échange des moyens thérapeutiques dont l'utilité n'avait jamais été révoquée en doute, il proclame les succès obtenus par l'emploi d'une médication contraire, les émissions sanguines locales. Pour Broussais, la colite constitue toute la maladie; tous les phénomènes généraux ne sont qu'accessoires sympathiques de l'affection locale. Se fondant sur cette théorie, l'illustre médecin ne songe qu'à combattre l'inflammation du colon; les symptômes généraux doivent naturellement cesser par la soustraction de la cause qui leur donnait naissance.

Dans le traitement de la dyssenterie, les moyens mis en usage par Broussais se réduisent à terrasser l'inflammation locale par des applications de sangsues à l'anus, réitérées jusqu'à cessation des phénomènes morbides, à favoriser ensuite l'évacuation des matières contenues dans l'intestin par des lavements émollients. Une diète sévère, des boissons émollientes, gommeuses, des bains et des cataplasmes étaient les utiles auxiliaires des premiers moyens. « On ne peut, dit le célèbre auteur de l'histoire des phlegmasies chroniques, se faire une idée des résultats avantageux que donne cette pratique; au moyen d'une application de sangsues à la marge de l'anus, vous enlevez en un instant une phlegmasie de 165 millimètres à 330 millimètres d'étendue. Les matières qui étaient contenues dans le canal digestif sortent d'elles-mêmes, le malade est guéri et vous êtes dispensé d'employer les purgatifs pour évacuer la bile, à l'âcreté de laquelle Zimmermann et Tissot attribuaient la maladie. » (Broussais, *Cours de pathologie générale.*) « Enlever, dit-il, dans un autre endroit, les colites commençantes par des applications de sangsues au lieu convenable, c'est anéantir les épidémies de dyssenterie. » Et telles ont été la puissance de la plume de l'écrivain et celle de la parole du professeur, que dès ce moment les médecins, ceux mêmes qui ont montré le plus d'aversion pour se soumettre aux dogmes de la théorie générale de l'irritation, oubliant, par une espèce de fascination, d'éblouissement intellectuel, ou par d'autres motifs que nous ne saurions qualifier, les admirables travaux des anciens;

s'abandonnant, tête baissée, sans réserve, sans examen à la pratique du maître, souvent même outre-passant largement les limites tracées par sa sagesse et sa pénétration, n'ont plus songé qu'à attaquer ces dyssenteries redoutables par des masses de sangsues, en ajoutant à cette méthode débilitante l'emploi de la phlébotomie, généralement recommandée par les auteurs modernes. Le médecin le plus incrédule, le plus sceptique, a été soumis à la loi commune, moins peut-être par conviction, que par la crainte, dans les cas d'insuccès, d'être taxé d'incurie ou d'ignorance; tellement la ferme croyance du professeur du Val-de-Grâce avait germé et jeté de profondes racines dans l'esprit même du public.

Comme nous venons de le dire, depuis Broussais, quelques aveugles sectateurs de sa doctrine, moins sages que lui dans leurs explications, et surtout moins prudents dans l'emploi des moyens thérapeutiques, n'ont fait que renchérir sur ses idées, déjà quelquefois très-hardies. Et alors que le chef de l'école physiologique se serait permis, pour remplir des indications importantes qui n'échappaient que rarement à la sagacité de son esprit observateur, l'emploi de quelques substances purgatives, vomitives, toniques ou excitantes; ceux-ci auraient crié subitement *à l'incendie* portée dans le tube digestif. Eteindre l'inflammation par la réunion de tous les moyens antiphlogistiques connus, voilà toutes les indications curatives du médecin qui adopte aveuglément les lois de la théorie de l'irritation. Beaucoup de médecins qui ont l'orgueilleuse prétention de se croire les dignes continuateurs de Broussais, et qui n'en sont, en réalité, que les déprédateurs, trouvant sans doute qu'avec la médication mise en usage par le chef de l'école, on n'arrivait pas assez promptement, assez sûrement à combattre l'inflammation, ont ajouté, à cette médication très-antiphlogistique, l'emploi des saignées générales, de tous les moyens connus le plus débilitant et dont Broussais n'usait qu'avec beaucoup de réserve. Aujourd'hui, assez généralement, dès qu'un médecin qui se dit physiologiste a pratiqué, dans la dyssenterie, quelle que soit sa forme, deux ou trois saignées, fait trois ou quatre applications de sangsues ou de ventouses bien largement scarifiées, qu'il a prescrit une diète absolue, de la tisane gommeuse ou de la décoction de riz, quelques lavements, des bains et des cataplasmes, il est au bout de son répertoire thérapeutique ; et, si le malade meurt, circonstance assez fréquente dans les épidémies un peu graves, après un semblable traitement, c'est que la maladie était au-dessus de toutes les ressources de l'art et de la nature. Singulière façon d'acquitter sa conscience ! C'est cependant là une ressource fréquente de l'ignorance et de la médiocrité.

Après les travaux de Broussais, les médecins n'ont cessé de faire des recherches sur la dyssenterie. Mais, avec des idées franchement physiologiques, que pouvait-on découvrir au point de vue thérapeutique ? Le maître avait épuisé la matière, à part le plus ou moins d'activité de la médication débilitante. Il n'y avait là rien de nouveau à récolter ; il a fallu, en conséquence, se rebattre sur les recherches qui ont pour but de limiter la quantité de sang à tirer, et sur les divers modes de produire cette spoliation. Cependant, les esprits toujours avides de nouveautés et surtout de gloire, ne pouvaient rester silencieux sur une maladie aussi grave, aussi importante que la dyssenterie ; ils ont trouvé promptement un autre point à exploiter qui a suffi, pendant quelque temps, à donner un libre essor à leur imagination ; on comprend déjà que nous voulons parler des altérations pathologiques. On a cru trouver, par l'étude approfondie de l'anatomie pathologique, la cause essentielle, et par contre, le traitement rationnel qui convient à la dyssenterie. Eh bien ! si l'on désire savoir les résultats auxquels on s'est élevé aprés de bien pénibles et minutieuses recherches, on sera bien étonné d'apprendre qu'on est arrivé tout simplement à confirmer ce que Galien et les médecins de son temps savaient déjà, que la dyssenterie s'accompagne d'ulcérations dans les intestins et d'un épaississement des membranes intestinales. Mais l'étude de l'anatomie pathologique des solides, ayant été bientôt épuisée, les liquides, les humeurs de l'économie sont ensuite devenus le sujet de nouvelles recherches qui n'étaient que la continuation toute naturelle des premières; les résultats ont été les mêmes sous le rapport de la cause et du traitement de la maladie. Il faut bien l'avouer; bien que personne n'ait plus que nous du respect et de l'admiration pour ces hommes célèbres et savants qui consacrent une partie de leur vie et de leur santé à la recherche des modifications intimes que les solides et les liquides de notre économie subissent par l'influence des maladies, il est à regretter que de si pénibles et si nobles labeurs faits dans l'intérêt de la recherche de la vérité, soient plus utiles à la science en général, qu'à la thérapeutique en particulier. Comment pourrait-il en être autrement, puisque, malgré les assertions des organicistes, il est manifestement démontré que les altérations pathologiques sont beaucoup plus fréquemment le résultat que la cause des maladies?

Revenons à notre sujet, et rendons de suite hommage aux efforts tentés depuis quelques années par plusieurs praticiens, dans le but de réédifier la thérapeutique de la dyssenterie. Ces efforts ont été lents dans leur marche; ce n'est même qu'avec une timidité craintive que quelques médecins ont essayé de secouer le joug imposé par la doctrine de l'irritation; et, malgré la volonté ferme de s'arracher à son influence, toutes les tentatives, sans être vaines, n'ont point produit de résultat complet. En effet, les esprits sont encore flottants entre la pratique de Sydenham, de Pringle, de Stoll d'une part, et celle de Broussais de l'autre; et, il y a peu de médecins qui croiraient, dans la situation médicale actuelle, avoir scientifiquement et moralement rempli leur devoir, si dans une dyssenterie d'une certaine gravité, sans avoir égard à sa forme, ils n'avaient, dans le cours de son traitement, tiré au malade, par une opération artificielle, une quantité plus ou moins considérable de sang.

Essayons de démontrer, par l'examen des travaux récents la proposition que nous venons d'avancer.

MM. Chomel et Blache (art. dyssenterie du *Dictionnaire de Médecine*) s'expriment ainsi relativement au traitement de cette maladie : « Dans les siècles qui avaient précédé le nôtre, la plupart des médecins s'étaient fait ou avaient adopté sur la nature de la dyssenterie des idées erronées, d'après lesquelles ils avaient établi des méthodes diverses de traitement, presque toutes plus ou moins dangereuses. Les toniques et les purgatifs ont été long-temps et sont encore aujourd'hui, pour quelques médecins, les principaux remèdes à opposer à cette maladie, parce qu'ils sont les plus propres à évacuer les matières irritantes, ou à corriger ces matières putrides qui, dans leur théorie, sont la cause immédiate de la dyssenterie. Aujourd'hui, qu'on a reconnu dans la dyssenterie une affection inflammatoire, on la combat, en général, par des moyens analogues à ceux qu'on oppose aux autres phlegmasies. »

Comme on le voit, les auteurs que nous venons de citer ne voient dans la dyssenterie, comme Broussais, qu'une simple inflammation; et le traitement qu'ils conseillent est en rapport avec leur opinion sur la nature de la maladie.

Ils divisent la dyssenterie en deux espèces; cette division est fondée sur l'intensité de la maladie. Pour la dyssenterie qu'ils appellent *légère*, le seul éloignement des causes suffirait, disent-ils, pour en obtenir la guérison, mais on peut en diminuer l'intensité et en abréger la durée par la diète, le séjour dans une chambre chaude, des boissons mucilagineuses, des lavements émollients, des cataplasmes, des bains entiers ou des demi-bains. Ils considèrent l'opium comme le meilleur remède dans la dyssenterie apyrétique; ils l'administrent dans tous les cas où la douleur domine; et, si les douleurs sont violentes, ils le donnent en même temps en potion et en lavement. Ils n'emploient les émissions sanguines que dans les cas où le malade est doué d'une constitution pléthorique, que la maladie est accompagnée de fièvre, ou si elle coïncide avec la suppression d'une hémorrhagie. L'emploi des vomitifs et des purgatifs, ajoutent-ils, préconisé sans distinction, exige beaucoup de discernement; il n'y a que des signes d'embarras gastriques ou gastro-intestinal qui puissent y autoriser.

Dans la dyssenterie grave, si elle s'accompagne de fièvre inflammatoire, ils donnent le conseil de pratiquer des émissions sauguines générales et locales; de faire usage de boissons mucilagineuses et émulsionnées, de bains, de fomentations émollientes, de lavements émollients si le malade peut les supporter. Ils s'abstiennent de l'emploi des vomitifs, des purgatifs et de l'opium qu'ils regardent comme toujours nuisibles. Lorsque la maladie s'accompagne des symptômes de la fièvre bilieuse, ils donnent des boissons acidulées, et des évacuants lorsqu'il y a indication; dans les cas où la dyssenterie se manifeste avec de la prostration, de la sécheresse à la langue et l'altération de la physionomie, ils mettent en usage, de bonne heure, les toniques et les astringents, les bains tièdes et quelquefois les vésicatoires sur le ventre, pansés avec l'hydrochlorate de morphine; ils rejettent, comme étant toujours nuisibles, les émissions sanguines et les vomitifs. Si la dyssenterie passe à l'état chronique, ils recommandent un régime sévère, des aliments qui laissent peu de résidu, des boissons féculentes, gommées ou albumineuses, les opiacés et les astringents, des ventouses sèches sur le trajet du colon, quelquefois des vésicatoires volants, des vêtements de flanelle et le changement d'air.

M. Roche (*Éléments de pathologie médico-chirurgicale*) confond, comme Broussais, la colite avec la dyssenterie; il préconise, comme on peut le penser, la médication antiphlogistique la plus active, l'abstinence la plus complète, les boissons gommeuses et émollientes, les lavements mucilagineux. Ces moyens, dit l'auteur, sont si puissants qu'il y a peu de colites récentes qui ne cèdent en peu de jours à leur influence. Mais lorsque la maladie est un peu ancienne ou très-intense, il conseille les applications de sangsues à l'anus, répétés plusieurs fois selon la résistance des phénomènes morbides. Si l'intestin est gonflé et douloureux, il a recours à l'application de sangsues sur son trajet. Dans le cas où la phlegmasie est intense, et chez les individus pléthoriques, il recommande de commencer le traitement par une ou deux saignées générales. Dans tous les cas, les cataplasmes émollients et narcotiques, les bains et les lavements doivent être employés en même temps que les émissions sanguines générales et locales, ces moyens conviennent toujours. L'opium ne lui paraît utile que lorsque la maladie est peu intense. Dans ce cas, il produit de bons effets; mais il conseille de s'en abstenir alors que la dyssenterie est accompagnée de fièvre. Si les douleurs sont très-vives, il conseille de les combattre par des lavements opiacés. « Les purgatifs et les vomitifs sont trop souvent dangereux, dit M. Roche, pour que je ne me fasse pas un devoir de les proscrire; ils peuvent d'ailleurs être remplacés par les anti-phlogistiques. Il en est de même d'une foule d'autres anti-dyssentériques, tels que le cachou, le simarouba, la rhubarbe, le diascordium, etc. Nous ne nions pas que ces moyens aient procuré quelques guérisons, mais combien plus aussi n'ont-ils pas fait de victimes, et puisque dans l'état actuel de la science, il n'est pas possible de distinguer à l'avance les cas dans lesquels ils seraient utiles, de ceux dans lesquels ils nuiraient; puisque d'une autre part, on peut les remplacer avec avantage par des moyens certains et toujours innocents, lorsqu'ils ne soulagent pas, nous croyons devoir en repousser l'emploi. Le vésicatoire sur l'abdomen est aussi incertain et aussi dangereux. »

M. Moudière fait l'histoire d'une épidémie de dyssenterie dans le journal l'*Expérience* (année 1839). Persuadé que dans la dyssenterie le sang se dépouille d'une partie de sa matière albumineuse, il pense que le meilleur moyen pour la guérir est de redonner au fluide sanguin la matière qu'il avait perdue. Partant de cette idée théorique, il croit avoir trouvé dans l'albumine des blancs d'œufs, substance déjà employée en 1835 par M. Bodin de la Pichonnerie, le remède spécifique dans le traitement de la dyssenterie. M. Moudière a une telle confiance dans l'emploi de cette matière, qu'il va jusqu'à comparer son efficacité dans cette maladie, à celle du sulfate de quinine contre les fièvres intermittentes. Il assure en avoir obtenu les plus heureux résultats, même dans la dyssenterie chronique ; il avait l'habitude de faire prendre à chacun de ses malades, tant en boissons qu'en lavements, de trente à trente-six blancs d'œufs, c'est-à-dire environ un kilogramme d'albumine en vingt-quatre heures ; il continuait ce même traitement jusqu'à la fin de la maladie. « Nous avons vu, dit-il, des dyssenteries fort graves céder, dans l'espace de douze à vingt-quatre heures sans laisser, pour ainsi dire, aucune trace de leur existence, non seulement alors que le traitement avait été mis en usage dès le début de la maladie, mais encore lorsque celle-ci existait depuis huit jours et plus. Ajoutons encore que telle est l'action de l'albumine qu'il n'y a pour ainsi dire de pas convalescence, et qu'aussitôt que le flux dyssentérique est arrêté, les malades peuvent boire et manger comme auparavant, et bientôt vaquer à leurs affaires : nous prions les médecins de tous pays de faire des expérimentations et d'en publier les résultats. Nous sommes sûr, à l'avance, que leur expérience sanctionnera l'efficacité de notre méthode qui deviendra celle de tous les praticiens qui se tiennent au courant de la science. »

Un fait annoncé avec tant d'assurance ne pouvait manquer d'exciter la curiosité et de fixer l'attention des médecins, et chacun vraisemblablement s'est hâté de mettre en pratique la méthode si simple et si merveilleuse de M. Moudière. Nous avons été peut-être un des premiers, non pas sans une certaine défiance (car nous avons l'habitude de ne croire, qu'avec beaucoup de réserve, aux miracles en médecine), à saturer nos malades d'albumine. Comme tous les autres médecins sans doute, nous étions véritablement surpris de voir une substance alimentaire, aussi innocente que l'albumine, avoir la faculté merveilleuse de recéler, dans sa propre substance, un principe spécifique tout puissant contre une aussi grave maladie. Ce fait, s'il était vrai, avait une portée assez grande pour bouleverser bien des croyances, sous le rapport de l'action des substances médicamenteuses et alimentaires sur l'économie animale. Par malheur pour l'humanité, dès nos premières expérimentations, nos doutes ont été levés ; il ne nous a pas été difficile de nous convaincre de la singulière illusion de l'*épidémiographe* de Loudun. Les maladies, décrites par l'auteur, guéries en douze ou vingt-quatre heures, avec l'albumine des blancs d'œuf, n'étaient vraisemblablement autre chose que ces dyssenteries légères qui, à l'aide du régime seul ou d'une méthode thérapeutique quelconque, se guérissent d'elles-mêmes.

En 1841, M. Moudière s'est trouvé en face d'une épidémie plus sérieuse, plus grave que celle de 1839. Tout confiant dans les beaux résultats qu'il avait obtenus, quelques années auparavant, de l'emploi de l'eau albumineuse donnée comme médicament, il espérait voir, au début de cette nouvelle épidémie, les mêmes moyens couronnés des mêmes succès ; mais son attente, bientôt trompée, il fut forcé de reconnaître que l'eau albumineuse n'avait pas plus de vertu anti-dyssentérique que les autres boissons adoucissantes, et même moins que la simple solution de gomme qu'il prescrivait plus tard exclusivement.

Malgré ce contre-temps imprévu, M. Moudière n'en persiste pas moins à croire qu'il a rendu un service éminent à ses malades, et qu'il a obtenu de superbes résultats thérapeuthiques avec son eau albumineuse. Il trouve une consolation suffisante dans l'espoir qu'il a de voir ce moyen qui, dans la dyssenterie qu'il venait d'observer en 1841, s'est montré tout à fait impuissant et même nul, reprendre tous ses avantages dans une autre épidémie future. Nous craignons beaucoup que la prédiction du médecin de Loudun ne s'accomplisse jamais, au milieu d'une épidémie de dyssenterie un peu sérieuse. Dans une maladie grave qui fait d'aussi rapides progrès que la dyssenterie intense, il faut des moyens plus puissants pour la combattre; et les heureux succès de l'albumine ne reparaîtront, nous osons à notre tour le prédire, que dans des épidémies de dyssenterie légère contre lesquelles tout est bon, même l'expectation la plus passive.

M. Moudière d'ailleurs, il faut lui rendre cette justice, au lieu de persévérer systématiquement dans l'emploi de l'eau albumineuse, est un des premiers qui ait fait, dans l'application thérapeutique, prompte et complète justice de sa méthode. Dans l'épidémie de 1841, voyant l'albumine réduite à sa puissance médicatrice ordinaire, il s'est empressé de l'abandonner et d'en venir au traitement généralement adopté. Il a essayé les émissions sanguines locales, mais il a été promptement forcé d'y renoncer parce qu'il n'a pas tardé à reconnaître qu'elles étaient non-seulement inutiles, mais encore nuisibles en amenant une prostration *extrême et rapide des forces*. Malgré l'état saburral des premières voies, il n'a, dit-il, trouvé que très-peu d'occasions d'administrer les vomitifs, et dans les cas où il y a eu recours, il n'a pas vu que ce moyen ait modifié la marche de la maladie. Jamais il n'a mis en usage les purgatifs. Il s'est bien trouvé de l'emploi des émollients à l'intérieur et à l'extérieur. Mais, de tous les agents thérapeutiques, il n'en a trouvé aucun qui se soit montré plus avantageux que l'opium et ses diverses préparations. C'est de cette substance qu'il faisait la base du traitement; il la donnait, comme M. Latour d'Orléans, dès l'invasion de la maladie. Dans quelques circonstances, il a également obtenu de bons effets de l'usage des astringents.

Voilà, jusqu'à présent, pendant l'épidémie de 1841, M. Moudière rentré dans le domaine de la pratique généralement sanctionnée à l'époque médicale actuelle. Mais ses moyens thérapeutiques ne se sont pas bornés là ; M. Moudière est un homme véritablement privilégié ; il est fait, pour rencontrer à lui seul dans sa pratique, plus de choses merveilleuses que tous les médecins d'une même génération réunis. Les effets produits par l'albumine en 1839 étaient déjà de nature à paraître fort extraordinaires. Eh bien ! ils ne sont rien en comparaison de ceux qu'il a obtenus dans la dyssenterie de 1841, deux ans après, par un autre genre de moyen thérapeutique dont l'utilité avait été méconnue jusqu'à lui, dans le traitement des maladies aiguës ; ce moyen, c'est l'usage d'une nourriture composée de bons aliments. Mais écoutons, laissons-le parler lui-même, le procédé est trop original pour nous engager à éviter de perdre une seule de ses paroles.

« Je crois convenable de parler du régime immédiatement après les évacuations sanguines ; car j'ai, relativement à cette partie essentielle du traitement de toute maladie, commis la même faute que pour les sangsues dans l'épidémie que je viens d'observer. Si l'on consulte les auteurs qui ont écrit sur la dyssenterie, on les trouve tous ou presque tous unanimes sur ce point, que dans cette maladie, alors même qu'elle est légère, il faut condamner au repos l'organe malade, et une diète sévère leur paraît une condition indispensable pour la cessation des accidents. Eh bien! dans la dyssenterie de Loudun, la diète s'est montrée tout aussi nuisible que les évacuations sanguines, et n'a pas peu contribué à jeter les malades dans la prostration dont j'ai parlé. Aussi, instruit par les deux faits que j'ai mentionnés (ces deux faits sont relatifs à deux malades qui avaient succombé après l'application, le premier de vingt-quatre et l'autre de seize sangsues,) éclairé surtout par cette circonstance remarquable que les individus frappés par l'épidémie et qui n'éprouvaient point de fièvre, pouvaient impunément continuer leurs travaux et se nourrir comme à l'ordinaire, sans que la maladie en parût être influencée, je ne tardai pas à permettre à mes dyssentériques, alors qu'ils avaient de la fièvre, alors qu'ils éprouvaient de violentes coliques, alors qu'ils avaient depuis vingt jusqu'à trente évacuations plus ou moins sanguinolentes dans les vingt-quatre heures, l'usage des potages gras ou maigres, des œufs, des viandes blanches, de l'eau de riz mêlée à partie égale de vin rouge. »

« Ces quelques lignes que je viens de tracer, choqueront la manière de voir de beaucoup d'auteurs et de praticiens et paraîtront comme un paradoxe. Cependant les faits qu'elles expriment, s'appuient sur un nombre de cas trop bien observés et trop considérables d'ailleurs, pour qu'on ne les doive pas considérer comme vrais, quelque extraordinaires qu'ils paraissent au premier abord. Oui, je le répète, la diète presque absolue, comme les évacuations sanguines, a été nuisible et même très-nuisible dans la dyssenterie de Loudun. Que si on venait à me dire que, chez moi, cette manière de voir est systématique et qu'elle résulte d'une idée adoptée à l'avance, je répondrai par un autre fait qui, dans cette même épidémie, m'a tout autant étonné que le premier et qui prouve suffisamment que ces reproches ne seraient pas fondés. » (Il veut parler de l'emploi de l'albumine dans l'épidémie de 1839, auquel il a renoncé.) Un peu plus loin, l'auteur continue: « ainsi donc, je le répète, j'ai avec le plus grand avantage nourri mes malades. Dès le commencement, alors que les symptômes étaient le plus intenses, j'ai donné des potages gras et maigres, de bons bouillons, et au bout de quelques jours, quand la fièvre avait un peu cédé, les œufs et les viandes blanches grillées ou rôties, le vin rouge; et je n'ai vu, chez aucun malade, ce régime, qui s'éloigne tant des préceptes généralement admis, augmenter la fièvre, le nombre de selles et la fréquence des coliques. » (*Revue médicale*, tome 2, 1842.)

Telle est la méthode suivie par M. Moudière dans l'épidémie de 1841. Il a raison d'insister avec tant de soin sur les étonnants effets obtenus par ce nouveau genre de médication. Nous dirons à notre tour, qu'il faut une affirmation trois ou quatre fois réitérée pour nous faire croire à de semblables résultats. Il est à craindre que M. Moudière se soit exagéré les effets produits par la diète et l'application de quelques sangsues dans l'épidémie de Loudun; les deux sujets auxquels ces deux moyens avaient été appliqués, étaient manifestement atteints de dyssenterie intense, que les aliments n'auraient fait évidemment qu'aggraver, si l'on en avait conseillé l'usage; d'ailleurs dans la dyssenterie d'une certaine intensité, il est probable que si le médecin voulait la traiter par les aliments, le malade s'y refuserait instinctivement, ils agiraient promptement comme purgatifs ou vomitifs. Dans le grand nombre de dyssentériques que nous avons eus à traiter, nous n'avons pas rencontré un seul individu qui ne se soit mis à la diète, par les seuls conseils de la nature, avant de réclamer les nôtres, et toutes les fois qu'un malade, un peu gravement atteint, a voulu essayer, avant le commencement de la convalescence, de recourir à l'usage de quelques aliments solides, il a été obligé d'y renoncer lui-même parce qu'il ne tardait pas à en ressentir les fâcheux effets; c'est à peine si les dyssentériques peuvent supporter quelques gorgées de boisson gommeuse, féculente ou lactée. Ainsi, nous pensons que les dyssentériques guéris par M. Moudière à l'aide des des aliments étaient affectés de cette dyssenterie légère qui se guérit par les seuls efforts de la nature, et que leur guérison seulement aurait été plus prompte s'il avait soumis ses malades à un régime plus sévère pendant deux ou trois jours. D'après les tendances qu'a ce médecin à inventer des choses nouvelles, nous ne doutons pas que, si une troisième épidémie, aussi innocente que les autres vient à éclater à Loudun, il ne parvienne à trouver une troisième méthode aussi efficace que les précédentes, mais d'une autre nature.

Dans son cours de pathologie interne, professé à l'école de Paris, M. Andral, comme MM. Chomel et Blache, distingue la dyssenterie en légère et intense. Dans le premier cas, il conseille la diète, le repos, les boissons féculentes, les lavements émollients, les bains tièdes, les cataplasmes et surtout l'extrait gommeux d'opium, qu'il fait prendre à petites doses toutes les demi-heures. Dans la dyssenterie intense, ce sage et savant praticien recommande de varier les moyens suivant les formes de la maladie; les évacuations sanguines générales et locales dans la forme inflammatoire, les boissons acidules et les évacuations par haut et par bas lorsque la maladie se présente avec des phénomènes bilieux; les astringents et les toniques et quelquefois les vésicatoires sur le ventre lorsqu'elle est accompagnée d'adynamie.

M. Peysson (*Mémoire sur la dyssenterie et la colite aiguës*) soutenant, d'après les principes de l'école physiologique, que la colite et la dyssenterie ne sont que deux degrés différents de la même affection, proclame les bienheureux effets qu'il a obtenus par la méthode anti-phlogistique dans le traitement de la dyssenterie. « La saignée générale, dit-il, a une action toute puissante contre les diverses espèces de colites à l'état aigu. Ses effets qui tiennent quelquefois du prodige ne peuvent s'expliquer que par une révulsion, qui est d'autant plus puissante et plus facile que la saignée est pratiquée à une époque plus rapproché du début, et quelle est pratiquée avec plus de rapidité. Une seule saignée suffit souvent pour arrêter sur-le-champ la plupart des dyssenteries à leur début. Quand la maladie résiste, il ne faut pas craindre de la réitérer plus ou moins selon son opiniâtreté. Malheur au praticien qui, s'en laissant imposer par une fausse apparence de faiblesse ou la concentration du pouls, craint de recourir à la saignée générale. La saignée réussit toujours lorsqu'il n'y a pas encore désorganisation des intestins; mais lorsque les altérations sont évidentes, il faut s'en abstenir avec le plus grand soin parce qu'elle ne pourrait que hâter la mort. » Ce praticien recommande la diète, les boissons féculentes, les bains entiers, ou les demi-bains comme très-utiles pour seconder l'action des saignées générales. Il considère, contre l'avis de presque tous les médecins de l'école physiologique, l'application des sangsues à l'anus et des ventouses scarifiées sur le ventre à peu près comme inutiles. Il pense que l'opium, sans être d'une indispensable nécessité, facilite la guérison quand il est administré avec précaution, après les saignées; aussi remarque-t-on, dans presque toutes les observations rapportées dans son mémoire, que l'opium, pris en potion ou en lavements, fait partie du traitement.

Ayant pratiqué nous même à l'hôpital militaire de Lyon, dans ce lieu même où M. Peysson a recueilli ses observations; ayant été maintes fois témoin de son habileté pratique, de la sûreté de son diagnostic et de sa sage modération dans le traitement des maladies, nous pensons qu'en 1839, époque à laquelle régnait, sur la garnison de Lyon, l'épidémie dyssentérique qui a provoqué son mémoire, nous croyons, disons-nous, que pendant la durée de cette épidémie, la dyssenterie devait rentrer dans l'espèce que les auteurs désignent sous le nom de dyssenterie inflammatoire. Nous sommes d'autant plus autorisé à manifester cette opinion, qu'à une époque plus reculée, en 1841, alors que nous avions, dans le même hôpital, une nouvelle épidémie de la même affection, mais vraisemblablement avec des caractères plus variés, nous avons voulu essayer de mettre en pratique la méthode de cet honorable et bon praticien, aux sages conseils duquel nous avons souvent eu recours; nous n'avons pas tardé à reconnaître que les émissions sanguines générales, utiles et avantageuses dans quelques cas, chez les sujets pléthoriques, et alors que la maladie était accompagnée d'une violente réaction fébrile, étaient inutiles, et même nuisibles dans beaucoup de circonstances, chez les individus faibles et lorsqu'il n'y avait que peu ou point de réaction générale.

Dans leur traité de thérapeutique, MM. Trousseau et Pidoux considèrent l'ipécacuanha comme un agent spécifique dans le traitement de la dyssenterie. Ils pensent que les vomitifs en général ne conviennent que dans certaines formes de la maladie, tandis que l'ipécacuanha réussit toujours; que cette subtance peut être administrée à tous les individus atteints de cette maladie, tandis que le tartre stibié ne convient que dans les cas où il existe des symptômes de la fiévre bilieuse. Ils recommandent aussi l'emploi des purgatifs et de l'azotate d'argent, les premiers comme agents évacuants et *substituteurs* en même temps, et le sel d'argent comme moyen de substitution seulement.

M. Périer qui, il y a peu de temps, a donné la description d'une épidémie de dyssenterie qu'il a observée à l'hôpital militaire de Versailles, dit avoir retiré de bons résultats de l'emploi du sulfate de soude comme purgatif. Il a obtenu peu de succès de l'usage de l'opium dans les dyssenteries graves; la médication anti-phlogistique ne lui a fourni aucun effet appréciable; enfin l'azotate d'argent, déjà préconisé par d'autres médecins, employé seul ou associé à l'ipécacuanha n'a pas répondu à l'attente qu'on pouvait en espérer.

M. le docteur Chabrely (*Bulletin médical de Bordeaux, mars* 1839) dit avoir retiré, dans une épidémie de dyssenterie qui a régné dans un village, aux environs de Bordeaux, de grands avantages du lichen d'Islande uni à l'opium. Mais cette préparation étant d'un prix trop élevé pour la classe pauvre, il a eu l'idée de la remplacer par l'usage du gland de chêne torréfié, en décoction, dont il assure avoir obtenu des résultats merveilleux.

Enfin, M. Fouquet (*Gazette médicale* 2: *XI. p.* 421) expose une nouvelle théorie sur la nature et le traitement de la dyssenterie. Ce médecin admet, par une hypothèse qui n'a aucune espèce de fondement, que la dyssenterie consiste en une névrose du grand sympathique dont les principaux phénomènes se passent dans les intestins; et, d'après cette opinion, il est conduit à mettre en usage les infusions aromatiques pour combattre les phénomènes nerveux, et l'azotate d'argent pour guérir les accidents locaux. Il repousse avec énergie l'usage des anti-phlogistiques et des préparations opiacées.

Nous bornerons là l'examen déjà long des méthodes thérapeutiques employées dans le traitement de la dyssenterie; nous n'avons analysé que les plus importantes; car, s'il fallait rapporter tout ce qui a été dit d'original sur la thérapeutique de cette maladie, il faudrait des volumes entiers. En réunissant à notre propre observation, les opinions des auteurs que nous avons cités, nous croyons posséder de quoi poser quelques fondements rationnels sur la manière de traiter et de guérir une des maladies les plus intéressantes, en ce sens que la dyssenterie est une des affections qui fait le plus de ravage dans l'armée et qu'il n'est pas rare également de la rencontrer, tantôt à l'état sporadique, tantôt à l'état épidémique, parmi les habitants des villes et des campagnes.

Avant d'aller plus loin, il est de notre devoir de rappeler

une remarque déjà signalée d'ailleurs par beaucoup d'auteurs, mais dont on n'a pas généralement assez tenu compte dans les descriptions. Cette observation se rapporte aux différences qu'on rencontre dans les épidémies de dyssenterie suivant qu'on les examine aux armées ou parmi la population civile; différences bien manifestes sans doute, mais qui ne tiennent, comme on pourrait le penser, ni à la nature de la maladie elle-même, elle est évidemment invariable; ni à la nature de ses formes, de ses complications, elles peuvent être absolument les mêmes: la différence se rencontre dans la gravité des phénomènes morbides, la maladie étant la même, avec les mêmes formes, avec les mêmes complications. Dans la très-grande majorité des cas, les épidémies de dyssenterie qu'on observe parmi les habitants des villes ou des campagnes, sont bénignes, légères, elles entraînent rarement une mortalité notable; le régime, les boissons délayantes, gommeuses ou féculentes, avec quelques préparations d'opium sont, le plus souvent, des moyens suffisants pour obtenir une guérison rapide. Il n'en est plus ainsi des épidémies des armées, et surtout en temps de guerre, elles ont presque constamment des caractères de gravité qu'on n'a peut-être jamais rencontrés dans les épidémies qui sévissent sur la population civile. Ainsi, chez les habitants des villes et des campagnes, les dyssenteries graves sont l'exception, la dyssenterie bénigne est la règle générale; c'est le contraire dans les hôpitaux militaires où la bénignité est presque toujours rare.

Cette différence de gravité que nous venons de signaler dans les manifestations morbides de la dyssenterie, suivant qu'on examine cette maladie chez les classes diverses de la société, devait entraîner nécessairement des méthodes thérapeutiques variables, non seulement par la nature des moyens mis en usage pour la combattre, mais encore, et surtout, par leurs modes d'application. C'est effectivement ce qui a eu lieu; et, si l'on vient à jeter un coup d'œil comparatif sur les méthodes proposées par les médecins civils et militaires, on serait tenté de croire, si l'on n'était prévenu de cette différence, que ce n'est pas la même maladie dont les auteurs ont voulu parler, tellement il y a peu d'analogie entre les méthodes thérapeutiques employées et l'énergie des diverses médications. Cette différence est portée à ce point, que nous sommes certain que si les médecins militaires s'en rapportaient, dans le traitement de cette grave maladie, aux sages préceptes des auteurs modernes, préceptes d'ailleurs en rapport avec l'intensité des symptômes qu'ils ont observés, ils ne tarderaient pas à voir leur nécrologe se grossir d'une manière notable, la maladie se trainer en longueur et se transformer facilement en diarrhées chroniques qui n'entraînent que trop fréquemment la mort. D'un autre côté, les médecins qui exercent leur profession au milieu de la population civile, sont effrayés de l'énergie des médications que les médecins militaires sont forcés de mettre en usage. Les premiers ont généralement à combattre des maladies dépouillées presque de tout caractère dangereux et qu'on parvient à guérir avec les moyens les plus simples, les plus innocents; les autres, au contraine, se trouvent en face de maladies graves, contre lesquelles ces premiers moyens seraient impuissants et qui exigent l'emploi des agents les plus énergiques.

La différence des symptômes et des tendances de la maladie justifient pleinement la diversité des méthodes thérapeutiques employées pour la combattre.

Les diverses époques médicales ayant imprimé leur cachet sur la thérapeutique de la dyssenterie, comme d'ailleurs sur celle de toutes les autres maladies, on peut, ce nous semble, partager, en trois époques bien distinctes, l'histoire de son traitement. La première époque commence avec l'origine de l'art et se continue jusqu'à Sydenham; la seconde s'étend de Sydenham à Broussais; la troisième enfin qui a pris naissance lors de la révolution médicale opérée par ce dernier auteur, se continue encore aujourd'hui.

Dans la première époque, les médecins n'avaient établi aucun principe solide sur lequel on pût faire reposer les bases d'une thérapeutique rationnelle. Il régnait une telle incertitude sur le diagnostic de la maladie, qu'une foule d'affections étaient confondues sous la même dénomination. Or, le diagnostic étant incertain, le traitement ne pouvait être déterminé d'une manière précise; la médication purgative était à peu près la seule mise en usage.

Pendant la deuxième époque, on fut plus sévère sur le diagnostic de la maladie; et, l'affection étant mieux connue, on a pu être plus rigoureux dans l'emploi des moyens thérapeutiques. C'est cette époque qui a fourni les travaux les plus remarquables sur les causes, la nature, les symptômes et le traitement de la dyssenterie. Sydenham, Pringle, Stoll, Zimmermann et bien d'autres ont eu, sans doute, des idées erronées sur la nature de la maladie; mais à ce sujet, il ne faut pas oublier de rappeler, qu'au point de vue de l'influence de l'observation et de la connaissance de la nature des maladies sur leur traitement, il y a une différence capitale dans la manière de procéder des anciens et des modernes. Les premiers commençaient par traiter et guérir les maladies, et leurs méthodes thérapeutiques étaient fondées sur l'expérimentation, l'observation, la juste appréciation des causes et des phénomènes pathologiques; les théories ne venaient qu'en second lieu, elles n'étaient qu'accessoires, elles n'avaient, à leurs yeux, d'autre valeur que celle d'expliquer les faits qu'ils avaient observés, elles n'avaient aucune influence sur leurs méthodes de traitement. Les modernes, au contraire, commencent par donner une explication physiologique des faits, de la nature de la maladie, de l'action physico-chimique et physiologique des remèdes, et c'est sur ce terrain si mouvant qu'ils bâtissent, à *priori*, tout leur échafaudage thérapeutique. En d'autres termes, les anciens accommodaient leurs théories aux faits bien observés; tandis que les modernes font plier les faits pour les adapter aux théories.

Depuis Sydenham jusqu'à Broussais, tous les auteurs, sauf quelques rares exceptions, ont mis en usage, dans le traitement de la dyssenterie, les mêmes moyens curatifs, quelles que soient leurs idées sur la nature de la maladie. Les évacuants purgatifs et vomitifs et l'opium sont les agents qui formaient la base de ce traitement; les émissions sanguines n'étaient, pour eux, que d'une importance secondaire, ou au moins, on ne les mettait en usage qu'exceptionnellement, lorsque la dyssenterie était accompagnée des phénomènes de la fièvre inflammatoire. Les toniques étaient aussi fréquemment employés, mais à certaines périodes et dans quelques formes de la maladie.

Telles étaient les bases sur les quelles était fondé le traitement de la dyssenterie, lorsque parut Broussais, avec l'éclat de son génie, sa puissante logique, son vaste esprit de généralisation. Après avoir foudroyé tous les systèmes sanctionnés par l'observation d'une série de siècles, il change radicalement tous les principes de thérapeutique; et, la dyssenterie ne resta pas étrangère au bouleversement général. Dès ce moment, plus de vomitifs, de purgatifs, de toniques, d'astringents, tous sont rejetés; ce sont des moyens pernicieux, incendiaires. Après une telle proscription, Broussais adopte et fait adopter par la grande généralité des médecins un traitement diamètralement opposé à celui des anciens, une médication essentiellement débilitante, la diète, les sangsues et l'eau de gomme. Il n'y a depuis cette époque, qu'un petit nombre de médecins qui aient eu la force de résister à l'entraînement général, et ce n'est que depuis quelques années que, voyant dans les épidémies de dyssenterie, l'insuffisance de la médication anti-phlogistique, quelques praticiens ont essayé de se soustraire à l'influence des idées du physiologisme régnant. Mais loin d'envisager, comme le faisaient les anciens, la dyssenterie d'un point de vue large, philosophique; loin de considérer la maladie comme très-complexe, comme composée d'éléments divers; loin de varier les méthodes thérapeutiques selon la prédominance de tel ou tel élément morbide, de telle ou telle complication, les médecins de notre époque, qui ont écrit spécialement sur le traitement de cette maladie, n'ont examiné que l'un des points de la question, n'ont vu dans la dyssenterie, qu'une affection toujours semblable à elle-même, composée d'un seul élément morbide, inflammatoire pour le plus grand nombre, nerveux pour quelques-uns, cacochyme pour d'autres; et cela sans faire attention que plusieurs de ces éléments, l'inflammation, le rhumatisme, l'altération des humeurs et des forces vitales concourent simultanément à la composition de cet état morbide; sans songer aux complications générales qui en constituent souvent toute la gravité, complication qu'il est de la plus haute importance d'attaquer en même temps, et fréquemment avant d'agir contre les phénomènes purement dyssentériques. C'est de cette bizarre manie, beaucoup trop générale à notre époque où l'on fait tant d'efforts pour faire triompher l'organicisme, de vouloir faire des maladies bien simples, de ne voir, dans une affection, qu'un organe malade et non pas l'organisme tout entier, que surgissent tous les systèmes exclusifs de traitement qui ont une si fâcheuse influence sur les destinées de la médecine. Qu'est-ce, en effet, que ces systèmes rétrécis qui ont la vaine prétention de guérir toutes les dyssenteries, tantôt par l'albumine, tantôt par les anti-spasmodiques, celui-ci par le gland de chêne torréfié, celui-là avec la cautérisation par le nitrate d'argent etc? ce n'est rien moins que du charlatanisme ou de l'ignorance. Une seule méthode de traitement ne sera jamais suffisante pour combattre toutes les épidémies de dyssenterie.

Pour nous, il est une vérité bien démontrée, c'est que le traitement de la maladie qui fait le sujet de ce travail, affection presque constamment épidémique, doit varier selon les circonstances qui ont précédé à son développement, selon ses caractères les plus saillants, ses complications fréquentes, selon le tempérament et la constitution du malade. Au début de toute épidémie, la première condition de la part du médecin, est de bien connaître, dans la localité où la dyssenterie se manifeste, le véritable caractère de la constitution médicale régnante; et pour arriver à ce résultat, il est important de tenir compte de l'époque de l'année, du climat, de la régularité ou des irrégularités de la saison, enfin de létat régnant de toutes les qualités sensibles de l'air, sans négliger la constitution atmosphérique de la saison passée; de connaître la nature des aliments et des boissons dont on fait généralement usage, l'état moral, enfin toutes les causes qui peuvent avoir une action quelconque sur la santé des individus soumis à leur influence. Le médecin trouvera un avantage incontestable, au commencement de l'épidémie, pour arriver au traitement rationnel qui lui convient, dans l'appréciation rigoureuse de l'état pathologique dominant; car, comme l'avait déjà fait si bien remarquer Stoll, le traitement de la dyssenterie doit recevoir une puissante modification de la part de la constitution médicale régnante qui imprime généralement à cette maladie des caractères qui lui sont propres. Dans ce cas qui est le plus constant, indépendamment des moyens mis en usage contre le flux dyssentérique, il est indispensable de combattre, par une médication spéciale, les phénomènes morbides qui ont trait à la constitution régnante, qui sans cette précaution, auraient une action plus ou moins puissante pour empêcher la maladie principale de marcher vers une heureuse terminaison.

Les principes que nous avons développés, une fois admis, on comprendra sans peine que pour diriger d'une manière certaine et fructueuse le traitement de la dyssenterie, on doit, au préalable, bien apprécier la forme qu'elle affecte. Cette maladie, comme l'observe Pringle, étant une de celles contre laquelle la nature a le moins de ressources, l'art doit suppléer promptement à cette insuffisance. « Il y aurait, disent Fournier et Vaidy, de l'ignorance ou de l'incurie de la part du médecin, de rester spectateur oisif dans une maladie qui n'accorde pas de délai, car la dyssenterie ne veut pas être abandonnée à elle-même, et la médecine expectante est aussi funeste dans cette maladie qu'elle est souvent convenable dans d'autres cas. » (*Dict. des Sc. méd.*) L'opinion de Pringle, de

Fournier et de Vaidy est en parfait accord avec notre observation; la dyssenterie intense est, sans contredit, une des maladies dont la guerison est le moins redevable aux forces médicatrices de la nature; le médecin ne doit pas perdre un seul instant pour l'administration des premiers remèdes; chaque heure de retard diminue d'autant les chances de la guérison; il faut le reconnaître, si la dyssenterie est fréquemment si mortelle dans les hôpitaux militaires, cette circonstance tient à l'incurie du soldat qui ordinairement ne réclame des soins que lorsque déjà la maladie a fait de funestes progrès.

L'intensité de la maladie est une condition importante qui mérite toujours l'attention du médecin dans le traitement de la dyssenterie. Celle que les auteurs désignent sous le nom de dyssenterie légére se guérit fréquemment d'elle-même sous l'influence exclusive de quelques précautions hygiéniques. Cette forme bénigne qu'on observe souvent à l'état épidémique chez les habitants des villes et des campagnes et même dans beaucoup de régiments de l'armée, vers la fin de l'été et au commencement de l'automne, ne détermine pas ordinairement de réaction générale fébrile, et n'est souvent accompagnée que de quelques coliques, d'un ténesme peu intense et d'un petit nombre (dix à vingt) d'évacuations alvines plus ou moins sanguinolentes, dans l'espace de vingt-quatre heures, sans autres phénomènes graves ni des complications bien tranchées; elle n'entraîne presque jamais l'entrée du soldat à l'hôpital, et force rarement les ouvriers à s'aliter. Une diminution du travail et de la quantité normale de l'alimentation, une boisson gommeuse ou féculente suffisent, dans la généralité des cas, pour amener promptement le rétablissement complet de la santé. Ce sont les épidémies de ce genre que des auteurs de savants mémoires se flattent d'avoir si heureusemeut guéries par des méthodes exclusives, mais fort diverses de traitement que nous avons eu déjà l'occasion de faire connaître. Tous ces systémes sont généralement superflus; la nature, aidée par le régime, fait ordinairement les frais de la guérison. Comme nous l'avons déjà dit, toutes les méthodes réussissent contre de semblables dyssenteries, et la meilleure, à notre avis, est celle qui consiste simplement à prescrire le repos et un régime plus ou moins sévère pendant plusieurs jours, l'usage de boissons gommeuses ou féculentes contenant quelques gouttes de laudanum. C'est la pratique que nous avons toujours suivie lorsque nous étions attaché à un régiment en qualité d'aide-major. En 1838 et 1839, nous avons observé deux épidémies semblables; aucun des malades ne fut envoyé à l'hôpital, et la guérison était complète au bout de peu de jours.

Il en est des dyssenteries comme de bien d'autres maladies; beaucoup de médecins, pour offrir de beaux résultats statistiques, disent les avoir guéries par telle ou telle méthode, lorsque la guérison est arrivée après l'avoir mise en usage, tandis que souvent elle eût été aussi prompte et aussi complète par de simples moyens hygiéniques ou par l'emploi des méthodes moins extraordinaires. C'est ainsi que s'expliquent les merveilleux éloges prodigués souvent mal à propos à certains genres de traitement.

Nous ne nous arrêterons pas plus long-temps sur le traitement de cette dyssenterie bénigne; nous allons passer de suite à l'espèce plus intense, à celle qui mérite réellement un traitement prompt et énergique. Autant la première est inoffensive, lors même qu'on l'abandonne aux seules ressources de la nature, autant celle-ci est redoutable quand elle est convenablement traitée; l'une a une tendance naturelle à se terminer en quelques jours par la cessation complète de tous les phénomènes morbides; les tendances de l'autre, au contraire, sont de s'aggraver et de se terminer promptement d'une manière funeste, si des secours puissants ne lui sont pas rapidement opposés.

Il n'est pas possible de poser des règles générales absolues pour le traitement de la dyssenterie à un certain degré d'intensité; c'est principalement dans cette espèce que la forme et les complications doivent faire subir d'importantes modifications à ces régles. D'aprés les préceptes que nous allons tracer nous suivrons ce principe, et nous examinerons successivement les moyens thérapeutiques applicables aux formes principales qu'on rencontre dans la pratique.

1.re FORME. *Dyssenterie simple.* Comme Fournier et Vaidy, nous sentons la nécessité d'admettre un type autour duquel on ne voit que des variétés dépendant des diverses complications; c'est ce qu'on nous appellerons dyssenterie simple, non parce qu'elle est composée d'un seul élément morbide, nous nous sommes déjà expliqué sur ce point, mais bien parce que cet état pathologique, déjà complexe en lui-même, est dégagé de toute complication importante. Cette forme n'est pas la plus fréquente; cependant on la rencontre encore assez souvent, même au milieu des épidémies inflammatoires et bilieuses; elle est caractérisée par des coliques, du ténesme, des douleurs cuisantes à l'anus et des besoins plus ou moins fréquents d'aller à la selle, sans aucun autre phénomène important. Dans ce cas, en supposant que le sujet soit adulte et doué d'une bonne constitution, et à moins de contre indication spéciale, la première indication pour nous est l'administration de dix à quinze décigrammes de poudre d'ipécacuanha comme vomitif, et de favoriser ensuite son action en buvant une grande quantité d'eau tiède. Sous l'influence de ce puissant moyen qui agit en même temps comme vomitif, comme révulsif puissant, comme anti-phlogistique par la sédation qui est toujours consécutive aux efforts du vomissement par la perte des fluides de l'économie, on voit presque constamment se modifier avantageusement la nature des selles, diminuer le ténesme et les coliques, et se produire un calme que le malade n'avait pas éprouvé depuis le commencement de la maladie. Après l'action du vomitif, lorsqu'il n'y a plus d'efforts pour vomir, le malade commence à faire usage d'une potion opiacée, dont il prend une cuillerée toutes les heures, de manière à introduire dans l'estomac dix à quinze centigrammes d'extrait d'opium par jour. Pour faciliter les bons effets de l'ipécacuanha, les demi-bains ou les bains entiers tièdes longuement prolongés et réitérés deux ou trois fois par jour, constituent un des moyens externes les plus puissants; les lavements émollients ou huileux sont également très-utiles dès le début; et lorsque le ténesme est violent, ces derniers nous ont toujours paru plus favorables; ils le diminuent avec plus de sûreté et de promptitude. Les cataplasmes émollients ou narcotiques appliqués sur les parois abdominales concourent efficacement, avec les moyens précédents, à calmer les coliques et à diminuer le nombre et la fréquence des selles. Voilà la méthode thérapeutique que nous mettons ordinairement en usage le premier jour que le malade se présente à notre observation. Il n'est pas besoin de dire que cette médication réussit d'autant mieux qu'elle est employée à une époque plus rapprochée du début de la maladie. Dans le plus grand nombre de cas, avec ce traitement dans l'espace de vingt-quatre heures, la dyssenterie s'est modifiée d'une manière favorable, tout danger a disparu; les douleurs abdominales ont cessé, le ténesme a sensiblement diminué; les efforts sont moins violents et moins fréquents, et les selles moins sanguinolentes; alors, pour terminer le traitement, on n'a qu'à continuer l'usage de l'opium, des lavements émollients qu'on peut remplacer avec avantage par des demi-lavements opiacés et amylacés, les bains, les cataplasmes, sans qu'il soit nécessaire de recourir à un nouveau vomitif; on diminue ensuite graduellement ces moyens, et on finit par les supprimer entièrement lorsque la convalescence est assurée. Nous considérons comme un point très-important de persévérer dans l'emploi de l'opium, en potions et en lavements, jusqu'à la guérison complète de la maladie qui arrive ordinairement vers le sixième ou huitième jour, quelquefois plutôt, rarement plus tard. Les boissons gommeuses, féculentes, telles que la solution de gomme, la décoction blanche de Sydenham, d'orge, de riz, sont celles que nous prescrivons habituellement et celle que l'expérience nous a démontrée produire les meilleurs effets. Lorsqu'après le premier jour de traitement, les selles sont encore fréquentes, que le ténesme et les coliques persistent, nous continuons le lendemain et quelquefois plusieurs jours de suite, l'emploi de l'ipécacuanha, non plus comme vomitif, mais bien comme altérant et diaphorétique, à petites doses et associé à l'opium; la poudre de Dower, dont ces deux substances sont les principes actifs, est la préparation qui nous a le mieux réussi; nous prescrivons ordinairement une potion contenant d'un à deux grammes de cette poudre, que le malade doit prendre par cuillerées dans la première partie de la journée, et dans la soirée, nous donnons une potion simplement opiacée avec vingt, trente ou même quarante gouttes de laudanum. Cette combinaison de l'ipécacuanha et de l'opium fait ordinairement disparaître les tranchées, diminue rapidement le ténesme, modifie avantageusement la nature des selles et provoque presque constamment une diaphorèse plus ou moins abondante qui, sans doute, n'est pas sans influence sur le bien-être du malade. Il est extrêmement rare que, dans cette forme de la maladie, il soit nécessaire de recourir aux émissions sanguines, soit générales, soit locales; elles nous ont paru toujours plutôt nuisibles qu'utiles; nuisibles, en ce sens, qu'elles retardent, pour peu qu'elles soient abondantes, la convalescence de la maladie et favorisent l'apparition de l'adynamie. Cependant, au point de vue de l'influence des spoliations sanguines sur la marche de la dyssenterie et comme cause de la manifestation des phénomènes adynamiques, nous devons faire remarquer que les auteurs ont singulièrement exagéré leurs effets, soit en bien soit en mal. Les uns, les partisans de la doctrine de l'irritation, ont fait des saignées générales ou locales tout le traitement de la dyssenterie, et ont cru enlever par ce moyen l'inflammation du gros intestin, en diminuant la masse du sang ou en produisant une violente révulsion, et cela, avec d'autant plus de certitude et de rapidité que ces évacuations étaient plus copieuses; mais ils n'ont pas calculé les accidents qu'elles peuvent entraîner à leur suite. En général, nous avons remarqué que le premier effet de la saignée locale ou générale est de diminuer le ténesme et la fréquence des selles; mais une chose que les partisans des émissions sanguines n'ont pas suffisamment appréciée, c'est que cet effet se produit aux dépens de l'activité générale des fonctions ; le malade tombe dans un état de faiblesse quelquefois tel, que l'excrétion des matières alvines devient involontaire, quoique moins fréquente, immédiatement après l'évacuation ; ce symptôme est toujours grave ; les phénomènes adynamiques apparaissent facilement, pour peu que la constitution médicale soit typhoïde ; enfin si la maladie se termine par le retour à la santé, après l'emploi d'abondantes saignées, la convalescence est douteuse et toujours plus difficile à s'établir. Les adversaires de cette méthode n'ont pas moins exagéré les dangers des saignées que les autres leurs avantages ; ils sont généralement trop portés à mettre sur le compte des pertes du sang ce qui n'appartient qu'à la maladie elle-même. M. Moudière (*Revue médicale* 1842) dit avoir vu les applications de vingt-quatre sangsues dans un cas, et de seize dans un autre, non seulement être utiles puisquelles ne modifiaient en rien l'intensité des symptômes, mais encore nuisibles en amenant une prostration *extrême et rapide des forces*. En examinant les choses d'un peu près, on ne peut s'empêcher de reconnaître, que le médecin dont nous venous de parler, à peut-être un peu légèrement attribué aux sangsues ce qui n'était l'effet que de la maladie elle-même, au moins en très grande partie. Comment, en effet, la raison peut-elle laisser supposer, tandis qu'un dyssentérique perd quelquefois, par l'hémorragie intestinale, jusqu'à un kilo ou un kilo et demi de sang par jour, que la perte de cent à cent cinquante grammes de ce même liquide provoquée par un moyen artificiel, soit capable de produire de si pernicieux effets? Ces résultats ne sauraient être expliqués de cette façon qu'en admettant, conclusion qui nous parait peu logique, que la perte du sang provoquée par les sangsues a une action bien plus funeste sur les forces générales que l'hémorragie morbide. Nous pensons que les émissions sanguines sont inutiles dans la très grande majorité des cas ; qu'elles sont plus nuisibles qu'utiles en augmentant la perte du sang déjà trop considérable par le flux hémorragique, et en favorisant par là les chances de l'adynamie ; mais d'un autre côté, il faut bien reconnaître qu'on a exagéré les conséquences de l'application de quelques sangsues. Les purgatifs nous ont paru rarement utiles dans le traitement de cette forme de la maladie; les lavements suppléent, en général, avec avantage à leur emploi; néanmoins dans certains cas, leur indication est formelle, c'est lorsque le ténesme est très-violent et qu'on n'a pu le vaincre par les moyens précédemment indiqués; alors le médecin doit y avoir recours sans crainte; l'huile de ricin et les sels neutres, tels que les sulfates de soude et de magnésie sont ceux qui nous paraissent mériter la préférence. Une diète sévère est indispensable jusqu'à ce qu'on a obtenu un amendement notable dans la marche des symptômes; nous ne connaissons que M. Moudière qui ait trouvé, dans les aliments, un moyen de guérison, et nous nous sommes déjà expliqué sur ce qu'on doit penser d'une telle opinion. Mais, si la diète est indispensable dans les premiers temps de la maladie, il faut se donner garde d'abuser de ce moyen, comme le font bien des médecins qui se disent physiologites; autant elle est utile dans certaines limites, autant elle serait pernicieuse si elle était portée trop loin. Dès que les phénomènes pathologiques ont perdu toute leur intensité et que le malade sent le besoin de prendre quelque nourriture, souvent au troisième ou au quatrième jour du traitement, on doit commencer par accorder une alimentation légère; le lait, dans ce cas, à moins que le malade ne puisse pas le supporter, nous a toujours paru le meilleur aliment; si le malade a de la répugnance pour ce liquide, il faut le remplacer par des bouillons légers, gras ou maigres, selon le goût particulier des individus et les progrès de la convalescence. Alors que la digestion de ces premières substances alimentaires est facile et complète, on a recours à des aliments plus nourrissants, aux potages au lait ou au bouillon, aux panades, aux soupes; on augmente ensuite progressivement la quantité de l'alimentation en même temps qu'on diminue, dans des proportions semblables, les moyens médicamenteux. Lorsque la convalescence est bien assurée, on doit permettre seulement l'usage de la viande qui est aussi nuisible au début de la convalescence qu'elle est utile lorsqu'on n'a plus à craindre des rechutes. Nous dirons pour le vin ce que nous avons dit pour les aliments succulents; il est utile d'en permettre l'usage, en quantité modérée, dès que la convalescence est établie, il facilite les digestions et hâte le retour des forces.

Lorsque la maladie a eu une longue durée, que la constitution du malade est profondément altérée, qu'il reste du dévoiement avec ou sans ténesme et que les digestions sont pénibles et difficiles, enfin lorsque la maladie est ou tend à passer à l'état chronique, le régime alimentaire doit être surveillé avec une minutieuse attention; il faut souvent tatonner plusieurs jours pour trouver les aliments que le malade digère le plus facilement; les potages au lait sont encore dans la plupart des cas, ceux dont la digestion est la plus complète; cependant on ne peut rien dire à l'avance de positif à cet égard; et tel malade qui pourra digérer avec peine quelques cuillerées de lait, supportera sans difficulté, des potages gras ou maigres et même quelquefois une nourriture animalisée beaucoup plus subtantielle, de la viande. C'est surtout dans des cas de ce genre que le médecin doit abandonner, jusqu'à un certain point, au malade, la direction du régime alimentaire, il doit, lui, se borner a en être le surveillant actif. L'usage de l'opium est indispensable; nous nous sommes toujours bien trouvé de son emploi en potions, mais surtout en lavements, lorsque le malade peut les retenir sans être fatigué de leur administration; nous avons retiré souvent de très bons effets de l'ipécacuanha associé à l'opium, pris à petites doses dans le cours de la journée. Sous l'influence de cette médication, nous avons fréquemment vu en Afrique, des hommes atteints de dyssenteries chroniques, dans un état de maigreur extrême, qui semblaient voués à une mort certaine, se rétablir lentement mais d'une manière complète. La poudre de Dower, à la dose de cinq à dix décigrammes, ou tout simplement l'extrait d'opium et l'ipécacuanha dans les mêmes proportions, sont les préparations qui nous servent ordinairement. C'est dans les cas de ce genre qu'on peut recourrir avec succès à l'emploi des toniques, le quinquina, le fer, le vin; mais ces substances ne doivent être administrées qu'avec une sage circonspection; on doit en surveiller les effets avec beaucoup d'attention. Nous avons plusieurs fois essayé d'employer les astringents tant vantés par quelques auteurs dans les cas où ils paraissaient le mieux indiqués; non seulement, il n'en est jamais résulté de bons effets, mais encore ils ont été toujours nuisibles, et chaque fois nous avons été forcé d'en suspendre l'emploi. Les révulsifs externes, les ventouses sèches appliquées sur le trajet du colon, les cataplasmes sinapisés et les vésicatoires volants sur l'abdomen sont des moyens puissants et utiles qui ne doivent jamais être négligés; quelques praticiens conseillent les vésicatoires à la partie interne et supérieure des cuisses, nous n'en avons jamais obtenu de résultat appréciable. Des moyens encore très-puissants parce qu'ils agissent sans cesse, et que nous recommandons d'une manière toute spéciale, ce sont l'application d'une ceinture de flanelle sur le ventre et l'usage continue d'une chemise de laine sur le corps; ils ont la précieuse faculté d'entretenir à la surface cutanée un certain degré d'excitation, une température uniforme, une douce moiteur, toutes circonstances qui favorisent d'une manière remarquable, la résolution de l'affection chronique des intestins. Dans les diarrhées et dyssenteries chroniques que nous avons eu si souvent l'occasion d'observer en Afrique, nous avons constamment vu l'usage de la laine appliquée immédiatement sur la peau avoir les plus heureux résultats comme moyen curatif.

Pour le médecin militaire, il reste encore un dernier moyen, mais bien plus efficace que tous les autres, le seul même, dans certains cas, qui soit susceptible de donner quelques chances de guérison; ce moyen, c'est l'évacuation des malades sur la France, lorsqu'on se trouve dans les pays étrangers; ce sont les congés de convalescence dans les hôpitaux militaires de l'intérieur. Tout le monde connaît le fait rapporté par Desgenettes de ces quatre cents Français, exténués par la dyssenterie chronique, et voués à une mort certaine en restant dans les mêmes conditions. Embarqués mourants au port d'Alexandrie, ces hommes, à quelques exceptions près, semblaient revivre à mesure qu'ils se rapprochaient de la France, et lorsqu'ils arrivèrent au lieu du débarquement, ils étaient entièrement rétablis.

Pendant notre séjour dans l'Algérie, nous avons été plusieurs fois témoins de semblables résultats; nous avons vu des hommes ne pouvant sortir de leur lit, et réduits au dernier degré de faiblesse par la dyssenterie, se relever comme par l'effet d'un miracle dès le moment où ils entendaient parler d'évacuations; et la maladie, par la seule influence de l'espoir, marcher vers une terminaison favorable, terminaison qu'il eût été vain de tenter par toutes les autres médications réunies. Lors de notre rentrée de Mascara, située dans l'intérieur des terres, nous fûmes chargé de conduire un certain nombre de malades à Mostaganem, ville placée sur la côte; cette évacuation se composait en grande partie de malades soignés dans notre service, et atteints pour la plupart de dyssenterie et de diarrhée chroniques; ces hommes, amaigris, exténués, croupissant depuis long-temps sur leur grabat, pouvant à peine digérer quelques bouchées d'aliments; nous les avons vus ballottés sur de mauvaises voitures du train, à travers des chemins à peine tracés, ayant du pain et du riz mal cuits pour toute nourriture, des couvertures de laine pour tout abri; nous les avons vus, disons-nous, se refaire, on peut le dire, comme par enchantement, pendant les trois jours que dura le voyage. A leur arrivée dans cette dernière localité, malgré les plus fâcheuses conditions de transport, de nourriture et de couchage, leur état était sensiblement bien meilleur qu'au moment de leur départ; et cela, par le seul effet du plaisir de se rapprocher du littoral ou l'espoir de revoir leur pays. Il faut avoir été témoin de résultats semblables pour se faire une juste idée de l'influence du moral sur le physique, et de la nostalgie dans la marche des maladies.

Les évacuations bien entendues de l'Algérie sur la France,

quoiqu'elles aient été blâmées par quelques personnes, et même par des médecins, sont, à notre avis, le seul moyen puissant de diminuer la mortalité d'une manière notable dans l'armée d'Afrique; les médecins militaires ont eu de la peine à faire prévaloir leur opinion, et à faire apprécier à sa juste valeur l'importance de ces évacuations; cependant, d'après l'honorable persistance de leur demandes, le gouvernement prend aujourd'hui toutes les mesures convenables pour favoriser, à l'époque des épidémies annuelles, le transport des malades en France. Cette manière d'agir portera chaque année ses fruits; on ne tardera pas à se convaincre au ministère de la guerre de résultats si heureux. Nous ne saurions donc recommander avec trop de soin les évacuations de l'Algérie sur la France; quelques-uns de ces malheureux malades périssent, sans doute, pendant le voyage, mais il n'y avait, pour eux, d'autre branche de salut que cette traversée : il fallait la tenter; bien plus, pour quelques victimes à qui d'ailleurs ce seul moyen offre encore une faible chance de conservation, faut-il priver de l'heureuse influence des évacuations, tant d'autres individus qui ne retrouvent leur vie, pour ainsi dire éteinte, que dans la satisfaction et le bonheur de revoir le pays natal.

Dans les hôpitaux de l'intérieur, les congés de convalescence remplacent les évacuations dont nous venons de parler: nous avons vu plusieurs fois des dyssenteries se traînant en longueur, affaiblissant les malades, rebelles à tous les moyens thérapeutiques, se modifier d'une manière très-favorable par la promesse d'un congé de convalescence; dans les cas de ce genre, et ils ne sont pas rares, il y aurait de l'inhumanité de ne pas user de ce simple et précieux moyen que les médecins militaires ont toujours à leur disposition.

2.e FORME. *Dyssenterie bilieuse.* En nous servant de ces mots, *forme bilieuse,* nous sommes fort éloigné d'adopter les opinions des anciens qui pensaient que la bile altérée est la cause de la maladie; nous admettons seulement, et ce fait est fondé sur l'observation, que la dyssenterie existe fréquemment chez un individu avec les phénomènes de l'embarras gastrique ou de la fièvre bilieuse, vers la fin de l'été et au commencement de l'automne; et que cet état gastrique ou bilieux en est une complication importante qui mérite toute l'attention du médecin, parce qu'elle peut exercer une influence très-grande sur la marche de la maladie principale, si l'on n'emploie pour la combattre des moyens particuliers. Cette forme de maladie est, sans doute, la plus fréquente; presque toutes les épidémies de dyssenterie que l'on rencontre principalement dans les hôpitaux militaires, à la fin de l'été et au commencement de l'automne, présentent ce caractère. En Afrique, la constitution bilieuse se prolonge jusqu'au commencement de l'hiver et même souvent pendant la première partie de cette saison.

Dans la dyssenterie bilieuse, le moyen le plus sûr d'arriver à une guérison rapide, c'est de recourir dès le début à la médication évacuante vomitive; presque tous les auteurs sont d'accord sur ce point; les uns conseillent de se servir de l'ipécacuanha seul, d'autres emploient de préférence le tartre stibié; quelques-uns réunissent les deux substances. Pour nous, le vomitif qui nous a le mieux réussi dans cette forme de la maladie, c'est une potion faite avec un gramme de poudre d'ipécacuanha et cinq à dix centigrammes de tartre stibié; on doit favoriser le vomissement par l'ingestion de beaucoup d eau tiède. Après l'effet du vomitif, l'opium, les bains, les cataplasmes, les lavements, les boissons doivent être mis en usage, comme nous l'avons indiqué pour la dyssenterie simple.

Il est rare que, lorsque la constitution bilieuse est très-prononcée, les phénomènes de gastricité disparaissent complétement sous l'influence de ce premier évacuant; alors, on ne doit pas craindre de le renouveler le lendemain. Dans la majorité des cas, la dyssenterie bilieuse, quel que soit son degré d'intensité, est avantageusement modifiée dans l'espace d'un à deux jours, et ce n'est qu'exceptionnellement qu'on est obligé de recourir à un troisième vomitif. Pour provoquer les vomissements une deuxième et troisième fois, nous employons de préférence l'ipécacuanha seul; nous avons plusieurs fois constaté par l'observation que le tartre stibié est loin de produire des effets aussi favorables que la poudre brésilienne. En 1842, pendant que les dyssentériques arrivaient en foule à l'hôpital de Mascara, les communications avec la côte étant fort difficiles, la poudre d'ipécacuanha dont nous faisions une assez grande consommation vint à nous manquer pendant plusieurs jours; dès ce moment, obligé de substituer l'émétique à cette dernière substance, nous n'avons pas tardé à reconnaître que le tartre stibié agissait avec moins d'efficacité; il modifie d'une manière moins favorable l'état général du malade, les coliques, le ténesme et la nature des selles. Cette observation a été faite par plusieurs autres médecins militaires, et entre autres, par un des meilleurs praticiens de l'Algérie, notre excellent ami, le docteur Mayer. Dès que les phénomènes bilieux ont disparu, qu'il n'y a plus d'indication à l'emploi des vomitifs, le traitement doit être continué comme dans la dyssenterie simple; la poudre de Dower dans la matinée, et l'opium seul dans la soirée, produisent ordinairement de bons résultats. Les purgatifs sont plus souvent indiqués dans cette forme de la maladie que dans la précédente pour combattre le ténesme qui est ordinairement plus violent et plus opiniâtre.

Nous avons traité par cette méthode, modifiée par les circonstances relatives au sujet malade et à l'intensité de la maladie, le plus grand nombre de dyssenteries que nous avons observées en Afrique où elles présentent presque constamment des caractères bilieux très-tranchés. L'an dernier, à l'hôpital militaire de Saint-Jean-de-Pied-de-Port, nous avons rencontré quelques dyssenteries de cette nature que nous avons combattues avec succès par les mêmes moyens. Enfin, cette année, pendant l'épidémie qui a régné dans la garnison de Metz, un certain nombre de malades atteints de cette maladie, et que nous avons observés dans notre service, ont offert la même complication bilieuse, moins prononcée toutefois qu'elle ne l'est généralement dans les pays chauds; la même méthode de traitement nous a réussi pour amener généralement une guérison rapide.

3.e FORME. *Dyssenterie inflammatoire.* Il est des cas dans lesquels une épidémie de dyssenterie se présente accompagnée d'une vive réaction générale; ou bien, chez quelques sujets pléthoriques, au milieu d'une constitution bilieuse ou même adynamique, la dyssenterie se manifeste avec tous les attributs de la fièvre inflammatoire; c'est cette forme de la maladie qu'on désigne généralement sous le nom de dyssenterie inflammatoire, qui est beaucoup moins fréquente que les deux espèces précédentes; cependant, on la rencontre parfois, et vraisemblablement les médecins qui recommandent exclusivement les émissions sanguines dans le traitement de tous les cas de dyssenterie sans distinction, ont trouvé des épidémies de cette nature. La science et l'observation ne sauraient excuser un système aussi absolu que par cette supposition.

Dans la dyssenterie de cette espèce, le premier devoir du médecin est de combattre l'état inflammatoire général; la phlébotomie est, de l'avis de tous les bons praticiens, le meilleur de tous les moyens; elle abat promptement l'exubérance de la fièvre, qui est un obstacle à la résolution de la maladie. Ce n'est cependant qu'avec la plus grande circonspection qu'on peut se permettre de réitérer les saignées, car les pertes considérables de sang sont toujours nuisibles en provoquant l'adynamie et en prolongeant indéfiniment la convalescence. Une fièvre modérée, dans la dyssenterie, est beaucoup moins à craindre que la chute des fonctions au-dessous de leur activité normale; la fièvre, dans cette maladie, est une arme qui n'est point dangereuse dans le commencement, tant qu'elle se borne à certaines limites; vouloir la détruire par des saignées, c'est amener la prostration, l'adynamie; on doit seulement la diminuer lorsqu'elle est trop intense, et c'est au praticien habile à démêler au lit du malade, et non d'après une formule à *priori*, les circonstances dans lesquelles il doit tirer du sang; à déduire le nombre des saignées et la quantité de fluide sanguin que doit fournir chacune d'elles. Dans les cas douteux, nous croyons qu'il y a moins d'inconvénients à rester au-dessous des limites d'une pratique ordinaire qu'à les dépasser.

Lorsque des symptômes manifestement inflammatoires existent dans le gros intestin et se traduisent aux yeux du médecin par une douleur siégeant sur son trajet et augmentant par la pression, après l'emploi de la saignée générale, l'application sur le point douloureux de quelques ventouses scarifiées produit ordinairement de bons effets; mais les ventouses, dans ce cas comme dans bien d'autres, agissent bien plus par leur action puissamment révulsive que comme moyen spoliatif. Les sangsues à l'anus ou sur l'abdomen nous ont paru moins efficaces que les ventouses; la longueur de leur application, le refroidissement auquel elles exposent nécessairement le malade font souvent plus que compenser les bons effets qu'on pourrait en espérer. Ainsi, dans les circonstances ordinaires, nous donnons la préférence aux ventouses, à cause de leur application plus prompte et plus facile, de leur action immédiate et surtout de la révulsion qu'elles produisent, et ce n'est que dans des cas exceptionnels que nous avons recours aux sangsues.

Dès que, sous l'influence de cette médication anti-phlogistique, on est parvenu à triompher des phénomènes inflammatoires, et que la maladie est ramenée à l'état de dyssenterie simple, on la traite par les mêmes moyens qui conviennent à celle-ci; l'ipécacuanha comme vomitif, puis l'opium seul ou associé à cette dernière substance, les bains, les lavements, les cataplasmes, les boissons, etc.

4.e FORME. *Dyssenterie compliquée de phénomènes typhoïdes.* Cette complication très-grave est assez rare au début de la maladie; on la rencontre cependant quelquefois lorsque la fièvre typhoïde et la dyssenterie sévissent simultanément dans la même localité. Il est au contraire très-fréquent, sous l'influence de certaines constitutions médicales, de voir la dyssenterie, pendant sa marche, devenir tout-à-fait typhoïde, surtout lorsqu'elle a été traitée par d'abondantes émissions sanguines. Dans tous les cas, le médecin se trouve en face de deux affections, chacune présentant des dangers par elle-même ; et l'art, ne possédant que de très-faibles moyens pour combattre efficacement la fièvre typhoïde, doit diriger ses ressources sur l'autre maladie, en évitant néanmoins l'usage de tout ce qui pourrait aggraver la première. Dans les cas de ce genre, nous avons pu constater les bons effets de la médication vomitive dès le début, provoquée avec l'ipécacuanha seulement ou même avec cette matière et l'émétique réunis. Après l'action du vomitif, qu'il est souvent important de réitérer le lendemain, indépendamment des moyens ordinaires, les bains, les cataplasmes, les lavements, les boissons et la diète, les révulsifs tels que des synapismes aux extrémités, des ventouses sèches et même des cataplasmes sinapisés sur l'abdomen, sont la plus grande ressource que le médecin trouve à sa disposition. Malgré l'existence des phénomènes typhoïdes, l'opium est un agent qui ne doit point être négligé ; seulement il faut l'employer avec discernement ; le médecin en doit surveiller avec attention les effets, afin de pouvoir en augmenter ou en diminuer la dose selon les circonstances. De légers purgatifs nous ont souvent paru avantageux dans cette forme de la maladie ; nous en avons plusieurs fois constaté les bons effets. Dès que ces premiers moyens ont été dirigés contre le flux dyssentérique, le médecin doit suivre attentivement la marche des deux affections, et subordonner le traitement à celui que réclame celle qui présente plus de gravité. Les émissions sanguines générales ou locales nous ont toujours paru beaucoup plus nuisibles qu'utiles ; elles aggravent les symptômes typhoïdes sans avoir d'influence notable sur la marche du flux dyssentérique. Dans cette forme de la maladie, une des principales indications est de recourir de bonne heure à l'emploi des toniques, tels que le quinquina, le vin, l'infusion de camomille, etc. Lorsque le malade a le bonheur d'échapper aux dangers de cette grave maladie, la convalescence est toujours longue ; elle mérite une active surveillance de la part du malade et du médecin ;

les forces ne se rétablissent qu'avec une extrême lenteur. L'alimentation doit être succulente et toujours accommodée à l'activité des fonctions digestives.

5.e FORME. *Dyssenterie adynamique.* Il arrive fréquemment, dans les hôpitaux militaires, que les dyssentériques se présentent, lors de leur arrivée à l'hôpital, à l'observation du médecin, avec tous les symptômes qui caractérisent l'adynamie la plus grave, tels qu'une débilité extrême, une grande prostration, une altération notable de toutes les fonctions qui se trouvent bien au-dessous de leur type normal; le pouls lent, petit, chétif, misérable ou même insensible; les extrémités froides; les traits du visage profondément altérés, la face pâle ou livide; les selles involontaires; il semble enfin que la vie est prés de s'éteindre. Dans cette forme de la dyssenterie, le médecin doit chercher avant tout à ranimer les fonctions par l'emploi de tous les excitants généraux qu'il tient à sa disposition; c'est dans les cas de ce genre, qui ne permettent pas un moment d'hésitation, que le médecin doit administrer promptement à l'intérieur des infusions de thé, de café, du vin, de l'alcool, et même de l'éther étendu d'une suffisante quantité d'infusion aromatique édulcorée avec du sucre ou du sirop, et faire promener en même temps des rubéfiants, tels que les sinapismes sur toute la surface du corps. Si, sous l'influence d'un semblable traitement, on parvient à faire disparaître l'état adynamique, aussitôt que les fonctions ont repris assez d'activité pour supporter les évacuations, il est urgent de recourir à la médication vomitive, et de continuer ensuite le traitement comme dans la dyssenterie simple, en surveillant d'une manière spéciale l'état des forces qu'on doit toujours tenir à un certain degré d'énergie. Il serait inutile d'insister sur ce point, que les saignées doivent être proscrites absolument, et qu'il est urgent de recourir de bonne heure à l'usage des toniques, à l'extrait ou à la décoction de quinquina et au vin, unis à l'opium, ils agissent en même temps et avec le même succès sur l'état des forces vitales et sur la nature des selles. Nous avons fréquemment rencontré cette forme de la maladie en Afrique. Au retour des expéditions, par suite de fatigues excessives et de privations de tous genres, les soldats entrent souvent à l'hôpital dans cet état déplorable; ce n'était alors que par l'énergie d'un traitement semblable, par l'emploi des excitants généraux à l'intérieur et à l'extérieur, que nous parvenions à arracher quelques-uns de ces malheureux à une mort qui paraissait imminente et certaine. Parmi les dyssentériques que nous avons traités à l'hôpital de Metz, pendant les mois d'août et de septembre derniers, nous en avons observé plusieurs qui présentaient ces caractères adynamiques à un très-haut degré, et entre autres :

Un soldat du 7.e régiment de lanciers, entre à l'hôpital, dans notre service, le 2 août, après six jours d'invasion de la maladie. Cet homme, d'une constitution débile, présentait à son arrivée les phénomènes suivants : facies grippé, peau froide et presque cyanosée sur tout le corps, pouls insensible, prostration extrême, déglutition difficile, selles sanglantes, involontaires. Le jour de son entrée, à notre visite du soir, malgré la presque certitude d'une mort prochaine, nous prescrivons une boisson excitante et nous faisons couvrir le malade de cataplasmes fortement sinapisés, avec recommandation au chirurgien de garde de faire prendre un calmant si les fonctions venaient à réagir. Ces prescriptions ayant été remplies avec exactitude, le lendemain, au lieu d'une aggravation des phénomènes morbides comme nous devions le craindre, nous avons trouvé le malade dans des conditions bien meilleures: la physionomie avait repris de l'expression, la chaleur était à son degré physiologique; le pouls, quoique petit, était devenu sensible; les selles n'étaient plus involontaires, mais les efforts demeuraient très-fréquents et le ténesme violent. Le jour même, nous avons prescrit l'ipécacuanha à dose vomitive, et après son effet évacuant, une potion fortement laudanisée, à prendre dans le courant de la journée. Nous avons continué, pendant plusieurs jours, l'usage de la poudre de Dower avec les autres moyens ordinaires; et cette maladie, bien que très-grave et difficile à guérir, s'est terminée d'une manière heureuse. Mais les selles restant diarrhéïques, malgré l'emploi de l'ipécacuanha et de l'opium réunis et des révulsifs sur l'abdomen, nous avons mis le malade à l'usage de l'extrait alcoolique de quinquina, à la dose successivement de quatre, six, huit et dix grammes par jour, associé à l'opium, et sous l'influence de cette double médication tonique et calmante, les excrétions alvines sont redevenues normales, le malade a repris son embonpoint habituel ; il est sorti parfaitement guéri.

6.e FORME. *Dyssenterie avec symptômes de choléra.* Dans les hôpitaux militaires, et nous avons fréquemment observé des cas de ce genre en Afrique, il n'est pas rare de rencontrer des dyssenteries qui se présentent avec tous les caractères du choléra, les vomissements, le froid général, le corps cyanosé, les crampes, etc. Il faut bien se garder alors de commencer le traitement par l'emploi des vomitifs ou des purgatifs; l'opium, l'éther et l'eau de fleur d'oranger à l'intérieur, et les excitants révulsifs à l'extérieur, sont les moyens qui, les premiers, doivent être mis en usage. Dans des affections de cette nature, nous avons fait prendre quelquefois jusqu'à trois et quatre décigrammes d'extrait gommeux d'opium par jour, et nous avons vu presque constamment ce traitement couronné de succès. Tandis que dans la forme typhoïde le point essentiel est d'attaquer d'abord le flux dyssentérique, attendu que notre puissance est extrêmement bornée contre les phénomènes typhoïdes ; dans la forme cholérique, il est tout à fait urgent d'enrayer les symptômes du choléra avant de diriger un traitement spécial contre la dyssenterie. En général même, nous avons remarqué que dès qu'on parvenait à abattre les phénomènes cholériques, la dyssenterie cèdait ensuite sans grande difficulté à l'usage des moyens ordinaires.

7.e FORME. *Dyssenterie compliquée de fièvre intermittente.* Dans beaucoup de localités de l'Algérie, dans les contrées marécageuses et méridionales de la France, on trouve fréquemment ce genre de complication ; nous en avons rencontré même plusieurs cas à l'hôpital de Metz, pendant les mois d'août et de septembre de cette année. A moins d'une grande habitude de ces sortes d'affections, il est souvent difficile d'en saisir le caractère intermittent ou rémittent, parce que généralement on est trop préoccupé de la maladie principale, la dyssenterie. Cependant, cette complication présente une indication capitale à remplir, sans laquelle la guérison des phénomènes dyssentériques est longue, difficile et souvent impossible. Quand on n'a pas pratiqué et bien observé dans quelques localités paludeuses, on ne saurait se figurer quelle influence fâcheuse peut exercer l'intermittence sur la marche des affections continues. Lorsque le flux dyssentérique affecte cette forme, après la médication vomitive qui est ordinairement ici, comme dans la dyssenterie simple, la première indication curative, au lieu d'administrer l'opium seul, il est d'une indispensable nécessité de lui associer le sulfate de quinine dont la dose sera en rapport avec l'intensité de la fièvre et avec toutes les circonstances relatives au malade ; de continuer cette double médication jusqu'à cessation complète de l'apparition des phénomènes intermittents, et de se conduire ensuite suivant les caractères et la marche de la maladie.

Nous venons de passer en revue les formes sous lesquelles se manifeste le plus souvent la dyssenterie ; toutes ces formes dépendent manifestement des diverses complications. Mais ces complications ne sont pas les seules qu'on observe dans la pratique ; cette maladie peut, en effet, se compliquer de toutes les autres affections ; et chacune d'elles mérite de la part du médecin une attention plus ou moins grande suivant sa gravité spéciale. Ainsi, l'inflammation de la vessie se montre assez souvent pendant le cours des dyssenteries graves ; elle réclame ordinairement un traitement particulier. Il en est de même de la méningite, maladie dangereuse qu'il n'est pas rare de trouver dans les pays chauds. En Afrique, une complication grave que nous avons fréquemment rencontrée chez les soldats, au retour des expéditions, pendant les mois de mars, d'avril et de mai 1842, est l'inflammation du poumon et de la plèvre ; nous n'avons pas besoin de dire que, dans ce cas, il faut recourir aux émissions sanguines ; mais les saignées doivent cependant être modérées; il faut insister principalement sur les applications de ventouses et sur les autres révulsifs.

Jusqu'à présent, nous avons raisonné, pour ainsi dire, comme si la dyssenterie ne se compliquait que d'une seule affection à la fois, telle que la fièvre inflammatoire, la fièvre bilieuse, etc.; mais le médecin doit savoir que ces complications peuvent être beaucoup plus complexes; la dyssenterie est quelquefois en même temps inflammatoire et bilieuse, bilieuse et adynamique, bilieuse et rémittente, rémittente bilieuse et adynamique; enfin ces complications peuvent être infinies. Le médecin doit toujours, avant de recourir au traitement, chercher à apprécier avec soin les divers éléments qui composent l'état morbide, quelquefois fort complexe, et reconnaître la gravité de tel ou tel élément pathologique, afin de pouvoir les attaquer simultanément ou successivement suivant leur ordre d'importance.

Les principes que nous venons d'exposer nous servent toujours de régle de conduite dans le traitement de la dyssenterie; comme on le voit, nous n'avons pas de méthode générale absolue; tous ces systémes exclusifs sont pernicieux, parce qu'ils induisent chaque jour en erreur les jeunes praticiens trop confiants dans les lumiéres de leurs inventeurs, pour lesquels les formes morbides n'ont aucune importance, qui croient avoir tout dit, au point de vue des indications thérapeutiques, quand ils ont prononcé le nom de la maladie, dans la composition de laquelle entrent divers éléments pathologiques; le médecin tiendra compte de tous, car chacun peut faire varier les moyens de combattre l'état morbide, tantôt dans leur choix, tantôt dans leur mode d'application. Non seulement on ne peut pas adopter de méthode absolue applicable dans tous les cas; mais chez chaque malade même, le praticien dégagé d'opinion acceptée à l'avance, est obligé fréquemment de changer le lendemain les prescriptions prévues de la veille, la forme de la maladie pouvant subir des modifications à chaque instant. Ainsi nous le répétons, point de systéme absolu dans le traitement de la dyssenterie ; le médecin doit, dans tous les cas, subordonner ses moyens curatifs à l'appréciation rigoureuse et préalable de tous les principes morbides, et les attaquer dans leur ensemble ou les uns après les autres, suivant leur degré de gravité.

Avant de terminer, cependant, nous devons signaler un fait assez curieux relatif aux agents successivement vantés dans le traitement de la dyssenterie : Ces agents sont excessivement nombreux et fort divers ; mais le temps, qui est le meilleur des juges, finit par faire justice de tout ; et, malgré le nombre et la variété de ces substances, il est fort remarquable de n'en trouver que deux qui aient pu réunir une approbation presque universelle, ce sont l'ipécacuanha et l'opium. Presque tous les auteurs, en effet, à part les sectateurs exclusifs de la doctrine physiologique, ont reconnu des propriétés spéciales à ces deux médicaments. L'opinion générale se trouve en parfait accord avec notre observation ; aussi considérons-nous l'ipécacuanha et l'opium comme la base du traitement de la dyssenterie. L'ipécacuanha ne peut être remplacé, avec les mêmes avantages, par aucun vomitif, ni l'opium par aucun autre narcotique. Indépendamment de ses effets vomitif, révulsif, diaphorétique et même sédatif, il est évident, pour nous, que la première de ses substances en produit encore un autre ; nous ne pouvons nous refuser à lui accorder une propriété *particulière, spéciale,* car les effets précédents peuvent être produits par d'autres matières, principalement par le tartre stibié, et cependant nous avons pu saisir une différence notable dans l'influence de ces deux agents sur la marche de la maladie. Quant à l'opium, le jugement porté sur lui est encore plus universel ; il a toujours été considéré comme un des remèdes les plus puissants pour combattre la dyssenterie.

De toutes les considérations que nous venons d'exposer, nous pensons pouvoir déduire les conclusions suivantes : 1.° que la dyssenterie est, par elle-même, un état morbide fort complexe, et que rarement elle se présente sans quelque complication ; 2.° qu'il n'y a pas de méthode absolue applicable à tous les cas de cette maladie ; 3.° que les saignées locales, les saignées générales, l'albumine, les purgatifs, les toniques, les astringents, les révulsifs, etc., peuvent fréquemment remplir des indications importantes, mais qu'aucun de ces moyens ne peut être adopté comme méthode générale de traitement ; 4.° que le médecin, avant de recourir aux moyens curatifs, doit chercher à apprécier rigoureusement les principes morbides dominants et la nature des diverses complications ; 5.° que de tous les remèdes prétendus antidyssentériques, il n'y a que l'ipécacuanha et l'opium qui méritent de conserver cette dénomination ; 6.° qu'il n'y a peut-être pas de dyssenterie un peu grave, dans le cours de laquelle on ne trouve l'indication d'administrer ces deux substances ; 7.° que le médecin doit savoir varier le mode d'administration de ces deux remèdes suivant la forme de la maladie et ses complications, et leur associer, selon les cas, l'usage des autres moyens ; 8.° enfin que tous les autres moyens thérapeutiques préconisés, les bains, les boissons gommeuses et féculentes, les cataplasmes, les lavements, etc., sont les auxiliaires utiles, indispensables même de l'ipécacuanha et de l'opium, mais qu'ils ne peuvent, dans aucun cas de dyssenterie grave, les remplacer efficacement.

2.e PARTIE.

Dyssenterie épidémique, observée à l'hôpital militaire de Metz, pendant les mois de juillet, août et septembre 1844.

Nous allons terminer ce travail, que des occupations particulières nous ont empêché de rendre plus complet, par l'exposé succint des résultats cliniques obtenus dans le traitement des dyssentériques confiés à nos soins pendant la durée de l'épidémie. Bien entendu, nous ne parlerons ici, que des malades traités dans notre division de fiévreux ; M. Gasté, médecin en chef de l'hôpital, et notre savant collègue, M. Maillot, ont eu, dans leurs services respectifs, autant, ou peut-être même, un plus grand nombre de sujets frappés par cette épidémie[1].

Aprés les froids peu rigoureux de l'hiver, le mois d'avril et la première partie de mai avaient été marqués par un temps beau, sec et assez chaud; mais vers le milieu de ce dernier mois, le froid, la pluie, les alternatives brusques de la température ont éclaté de nouveau comme dans le mois de mars. En juin, nous avons observé à peine quelques journées, pendant lesquelles, le mercure thermométrique s'est fortement élevé; mais on peut dire d'une manière générale que, pendant les mois de juin, de juillet et d'août, la température a été plutôt froide que chaude, qu'elle a été, ainsi que les autres phénoménes météorologiques, extrêmement variables; car, aprés quelques jours de chaleur et de sécheresse, survenaient tout à coup le froid et l'humidité. En septembre, la température a été plutôt chaude que froide et les fluctuations atmosphériques moins variables que dans les mois précédents. Ainsi, nous pouvons dire que les constitutions atmosphériques printannière et estivale ont été moyennement froides, trés-humides et surtout trés-variables. La constitution médicale qui a régné pendant ces diverses saisons, a été aussi inconstante que l'état météorologique de l'atmosphère; aucun principe morbide n'a beaucoup ni long-temps dominé les autres; les affections n'ont été généralement, ni franchement inflammatoires, ni franchement catarrhales, ni franchement bilieuses; souvent elles participaient à la fois de ces trois états. L'élément intermittent a fréquemment et indifféremment compliqué presque toutes les maladies continues, dans lesquelles nous avons remarqué une tendance générale vers l'adynamie, l'état typhoïde; enfin, depuis la fin de l'hiver, nous avons eu constamment dans notre

[1] M. Maillot, nommé depuis médecin en chef de l'hôpital d'instruction de Lille, n'a pris son service que le 1.er septembre; il l'a continué jusqu'à la fin de l'épidémie.

service, quelques cas de fièvre typhoïde grave et toujours compliqués de phénomènes rémittents. Telles étaient les conditions météorologiques et pathologiques lorsqu'ont paru les premiers dyssentériques à l'hôpital militaire de Metz et pendant toute la durée de l'épidémie.

Le premier cas de dyssenterie que nous avons observé a eu lieu le 11 juillet; à partir de ce jour jusqu'au 15 inclusivement, tous les malades fiévreux entrés à l'hôpital, ont été admis dans notre service; dans ce nombre, nous n'avons remarqué qu'un deuxième dyssentérique. Depuis cette époque jusqu'au 20 inclus, les entrants ont été placés à la clinique de M. Gasté. Dans les cinq jours suivants, nous n'avons eu qu'un troisième cas de dyssenterie, tandis que, dans les six derniers jours du mois, il est arrivé dans le service de M. Gasté, un assez grand nombre de sujets gravement atteints de cette maladie. Du 1.er au 5 août, sur 35 malades reçus dans notre service, 11 étaient atteints de dyssenterie trés-grave; du 10 au 15, sur 33 malades, nous avons eu 15 dyssenteries également fort intenses; du 20 au 25, 21 dyssentériques sur 43 malades; enfin dans le mois de septembre, sur 56 malades admis dans notre service seulement pendant trois jours, il y avait 14 dyssentériques.

Sous le rapport de sa marche générale, l'épidémie peut être divisée en trois périodes. D'abord, dans le mois de juillet, au début, les cas ont été peu nombreux et d'une moyenne intensité; vers la fin du mois, l'épidémie s'est rapidement généralisée et aggravée; c'est dans le mois d'août qu'elle est arrivée à son maximum de fréquence et de gravité; et, dans le mois de septembre déjà, les cas sont devenus moins fréquents relativement au nombre des malades, et la maladie s'est montrée moins rebelle à l'emploi des moyens thérapeutiques, excepté chez quelques individus provenant des divisions des camps de la Moselle, doués d'une constitution faible et détériorée, ou envoyés trop tard à l'hôpital. Enfin dès les premiers jours d'octobre, l'épidémie n'a plus fourni qu'un petit nombre de malades.

L'épidémie a sévi spécialement parmi les militaires composant la garnison de Metz et ceux appartenant aux divers corps du camp de la Moselle; cependant les habitants de la ville n'en ont pas été tout a fait exempts, mais les cas y ont été clair-semés et d'une intensité relativement beaucoup moins grande.

Si l'épidémie a frappé presque exclusivement les militaires, c'est sans doute en vertu de la loi très-générale que, tandis qu'on observera chez les habitants d'une ville, quelques cas isolés d'une affection, cette même maladie régnera épidémiquement sur les soldats qui habitent la même localité. Cette différence tient évidemment à une circonstance, qu'on ne saurait révoquer en doute, savoir, que les soldats se trouvent généralement beaucoup plus exposés que les habitants des villes et des campagnes à l'action des causes morbifiques prédisposantes et déterminantes de la maladie. Ces causes sont: 1.° l'influence de l'humidité et des vicissitudes atmosphériques qui prédisposent peut-être le plus à la dyssenterie; 2.° l'habitation dans des lieux trop étroits pour un nombre donné d'individus, circonstance qui altère peu à peu la constitution corporelle et l'activité des fonctions et prédispose par là à toutes les maladies; 3.° le genre d'alimentation qui est loin de toujours posséder les qualités hygiéniques désirables et surtout les excès saccadés de boissons spiritueuses auxquels les soldats sont généralement portés; 4.° les exercices militaires qui ne sont pas toujours surbordonnés à la force physique du soldat, à l'état météorologique de la saison et des intempéries; le défaut des soins de propreté, et surtout les affections morales tristes auxquelles ils sont constamment exposés, et qui, en déprimant graduellement les forces vitales favorisent l'invasion des différentes affections régnantes, de toutes les maladies épidémiques.

Ce serait en vain que nous voudrions rechercher la cause essentielle de l'épidémie messine; nous devons nous contenter d'en constater les causes matérielles qui tombent sous nos sens; et nous les trouvons dans la constitution atmosphérique qui paraissait être dans les conditions les plus favorables au développement de la dyssenterie, dans la profession même du soldat qui l'expose à chaque instant à des refroidissements subits pendant que le corps est en sueur ou très-chaud. C'est à cette dernière circonstance surtout que les malades attribuaient généralement leur affection. Nous en sommes réduits, disons-nous, à l'indication de ces causes, car la cause première sous l'influence de la quelle s'est montré le génie épidémique échappe entièrement à toute investigation.

Les symptômes que nous avons observés dans le cours de cette épidémie ont été très-divers chez les différents individus malades. Tantôt, la dyssenterie était simplement caractérisée par des douleurs abdominales, du ténesme, des efforts accompagnés d'évacuations douloureuses plus ou moins fréquentes de matières alvines sanguinolentes, sans fièvre marquée, sans phénomènes bilieux saillants, sans adynamie sensible. Les dyssenteries de cette espèce, en général peu graves, ont été combattues, pour la plupart avec succès, par la diéte, l'opium sous diverses formes, les lavements, les bains, les cataplasmes. Lorsquelles présentaient un peu de gravité, nous n'avons pas hésité à donner, dès le début, l'ipécacuanha à dose vomitive, et puis l'opium seul ou associé à l'ipécacuanha, selon la résistance des phénomènes morbides, avec les moyens généraux ordinaires.

Fréquemment, la dyssenterie épidémique se présentait avec des caractères bilieux non équivoques. Cette espèce de la maladie était tantôt accompagnée d'une fièvre peu intense, mais le plus souvent, elle existait sans réaction fébrile notable. Dans ces cas, nous nous sommes toujours bien trouvé de l'administration d'un vomitif composé d'ipécacuanha et d'émétique; quelquefois il a fallu réitérer le lendemain, la médication vomitive; mais alors nous donnions l'ipécacuanha seulement; nous terminions ensuite le traitement comme dans l'espèce précédente. Aucun des malades compris dans ces deux catégories n'a succombé.

Chez un petit nombre de malades seulement, la maladie a

été compliquée de phénomènes inflammatoires généraux. Dans un seul cas, ces symtômes nous ont paru suffisamment développés pour nous déterminer à une application de sangsues à l'anus. La perte du sang qu'elles ont occasionnée n'a exercé aucune influence favorable sur la marche de la maladie; il a fallu mettre en usage, sans retard, l'ipécacuanha comme vomitif, l'opium et les autres moyens ordinaires. Dans deux circonstances seulement, nous avons fait appliquer des ventouses scarifiées sur le trajet du colon, afin d'attaquer directement, par une émission locale et surtout par la révulsion, les phénomènes inflammatoires du gros intestin; cette médication a produit, dans les deux cas, les effets que nous en attendions. La saignée générale n'a été pratiquée chez aucun de nos malades, persuadé que nous étions, par des observations antérieures et les tendances générales de l'affection vers l'adynamie, que les abondantes spoliations sanguines seraient plutôt nuisibles qu'utiles, en prolongeant inutilement la convalescence et en favorisant le passage de la dyssenterie à l'état typhoïde, transformation constamment à craindre et que nous avons toujours évitée. Dans ces dyssenteries accompagnées d'une réaction générale modérée, nous insistions spécialement, après les évacuations par les vomitifs, sur les bains, les lavements, les cataplasmes, les boissons de riz; l'opium que beaucoup d'auteurs conseillent de ne mettre en usage qu'après la disparition complète des phénomènes fébriles; nous l'avons prescrit dès le début, après l'action des vomitifs et à toutes les périodes de la maladie, tantôt associé à l'ipécacuanha sous forme de poudre de Dower, tantôt seul et pris à petites doses dans le courant de la journée; non seulement nous n'avons vu, dans aucun cas, des accidents survenir, mais nous avons toujours, au contraire, vu diminuer, et le plus souvent d'une manière très-rapide, l'intensité du ténesme et des douleurs, et disparaitre l'insomnie qui est si fatigante pour les malades.

Un des caractères qu'à souvent présenté la dyssenterie épidémique est la forme adynamique ou adynamique et bilieuse en même temps. Chez les malades frappés par cette forme morbide, ordinairement doués d'une faible constitution, les symptômes, dès leur début, offraient une gravité remarquable. En général, au moment où le malade arrivait à l'hôpital, il éprouvait des coliques intolérables; les efforts et le ténesme étaient violents, et chez quelques uns l'excrétion des matières alvines était involontaire (nous en avons rapporté une observation, p. 72); les matières rendues étaient fortement colorées par du sang, quelquefois même composées de sang pur, et toujours d'une fétidité repoussante; le facies grippé, les parois abdominales fortement retractées, le corps froid surtout les extrémités, le pouls insensible ou fortement concentré et d'une petitesse extrême; la prostration souvent portée à ce point, que le malade ne pouvait se relever pour se mettre sur le vase de nuit ou sur la chaise percée. Dans les cas, heureusement assez fréquents, où la maladie devait se déterminer par le retour à la santé sous l'influence d'un traitement convenable, les fonctions circulatoire et calorifique étaient les premières à subir une modification favorable, la chaleur revenait à son degré physiologique; le pouls reprenait une certaine force; puis les selles cessaient d'être involontaires, les déjections diminuaieut de fréquence et de quantité; les coliques, les efforts, le ténesme disparaissaient progressivement; le sommeil devenait tranquille et réparateur; la physionomie reprenait peu à peu son expression naturelle; tout, enfin, après un espace de temps plus ou moins long, rentrait dans son état physiologique et normal. Chez d'autres sujets dont la maladie devait entraîner la mort, les phénomènes graves que nous venons d'énumérer, au lieu de se modifier d'une manière avantageuse sous l'influence du traitement mis en usage, persistaient au même degré, ou bien subissaient graduellement, et quelquefois subitement, une nouvelle aggravation dont la mort était bientôt le résultat inévitable; la prostration faisait de rapides progrès; le froid augmentait dans les proportions semblables; la paroi antérieure de l'abdomen se collait pour ainsi dire, contre la colonne vertébrale; l'excrétion des matières se faisait sans la conscience du malade, et leur fétidité devenait de plus en plus insupportable; le pouls conservait sa petitesse ou son insensibilité; l'altération de la face devenait de plus en plus prononcée, et le hoquet survenait comme dernier signe avant coureur d'une mort certaine et prochaine. Tous les hommes que nous avons perdus appartenaient à cette forme de la dyssenterie; chez deux de ces malades, la mort est arrivée du huitième au neuvième jour, ni chez l'un ni chez l'autre, malgré l'énergie du traitement mis en usage, nous n'avons pu obtenir le moindre amendement des phénomènes morbides; les deux autres ont succombé du treizième au seizième jour, et chez les deux, nous avions obtenu une amélioration notable de la maladie, à tel point que tout danger paraissait avoir disparu au bout de quelques jours de traitement; mais soit par l'inobservation des règles diététiques, ou peut-être, par ce qu'un jour, les prescriptions du matin ont manqué d'être fidèlement exécutées, la maladie qui touchait à la convalescence, a repris subitement sa première intensité, et dès ce moment, elle n'a pas cessé de marcher vers une terminaison funeste. Dans la dyssenterie de cette nature, si grave, l'indication était urgente; nous avons mis promptement en usage, dès le début, les boissons légèrement excitantes, l'application des excitants révulsifs à l'extérieur, tels que les sinapismes promenés sur les parois abdominales et de la poitrine, aux cuisses et aux jambes, et des frictions sèches sur tout le corps. Du moment où, sous l'influence de cette médication perturbatrice indispensable, nous étions parvenu à réveiller suffisamment l'activité des fonctions, au point de n'avoir plus à craindre les effets des évacuants, nous arrivions aussitôt à l'usage des vomitifs, quelquefois ensuite des purgatifs légers, et toujours de l'opium, tantôt seul ou uni à l'ipécacuanha et aux autres moyens généralement employés. Afin de maintenir les fonctions à un certain degré d'activité, nous étions obligé de temps en temps, de revenir aux applications excitantes externes. Après l'action des évacuants, l'extrait de quinquina, à la dose de six à dix grammes, uni à l'opium, nous a été d'un puissant secours pour relever les forces et modifier favorablement la nature des évacuations alvines.

Toutes les dyssenteries que nous avons observées pendant les mois de juillet, d'août et de septembre, ont offert l'une des formes que nous venons d'indiquer; elles ont été simples, bilieuses, inflammatoires ou adynamiques; souvent, chez le même individu, l'état morbide présentait deux ou un plus grand nombre de ces caractères réunis.

Le nombre des malades traités dans notre service pendant le cours de cette épidémie, s'élève au chiffre 62. Chez 58 la maladie s'est terminée par la guérison, et chez aucun il n'y a eu de rechûte, une fois la guérison confirmée; (les récidives n'auraient pu échapper à notre observation, car il est une règle dans notre hôpital par laquelle il est établi que, les hommes sortant d'un service, y rentrent, afin d'être traités par le même médecin, s'ils viennent à retomber malades) 4 de nos malades ont succombé; ce qui donne la proportion de 1 décés sur 15, $^{5}/_{10}$ malades traités, et celle de 1 mort sur 14, $^{5}/_{10}$ malades guéris. Généralement les terminaisons, par le retour à la santé, ont été franches; dans aucun cas, la maladie ne s'est terminée par le passage à l'état chronique, ni par des complications qui n'existaient pas au début de la maladie.

Par ce que nous venons de dire, on peut voir sans peine, que les caractères de l'épidémie dyssentérique que nous avons observée à l'hôpital militaire de Metz, pendant les mois de juillet, d'août et de septembre, ont été aussi variés que ceux de la constitution médicale régnante, puisqu'ils participaient en même temps de l'état inflammatoire, adynamique et bilieux; que nous avons subordonné nos méthodes thérapeutiques à l'appréciation des caractères dominant l'état morbide général; qu'enfin, nous avons religieusement observé, dans la pratique, les règles posées dans la première partie de ce travail, en faisant de l'ipécacuanha et de l'opium, la base du traitement, et en mettant en usage les vomitifs, les purgatifs, les toniques, les excitants, les révulsifs, les émissions sanguines, toutes les fois que nous avons trouvé des indications spéciales à leur emploi.

www.ingramcontent.com/pod-product-compliance
Ingram Content Group UK Ltd.
Pitfield, Milton Keynes, MK11 3LW, UK
UKHW020346180726
13839UKWH00002B/941